Aromaterapia

Pierrick Le Louarn

AROMATERAPIA

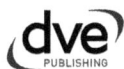

dve PUBLISHING

© Editorial De Vecchi, S. A. 2018
© [2018] Confidential Concepts International Ltd., Ireland
Subsidiary company of Confidential Concepts Inc, USA
ISBN: 978-1-68325-740-0

Índice

Introducción   11

Historia   15

De la planta a la esencia   20
   El cultivo de las plantas aromáticas   21
   La recolección de las plantas aromáticas   22
   Secado   23
   Conservación   24
   La extracción   25
   La relación calidad/precio de las esencias   30
   Análisis cada vez más precisos   31
   Hay que desconfiar de las imitaciones   34

Composición de las esencias vegetales   35
   Las tres grandes familias   36
   — Las esencias hidrocarburadas   37
   — Las esencias oxigenadas.   37
   — Las esencias sulfuradas   37
   Principales constituyentes de las esencias   38

Modo de administración y efectos terapéuticos
   de las esencias   45
   Modos de administración de las esencias.   45

Efectos terapéuticos de las esencias   48
Principales modos de acción de las esencias. . .   50
— Regulación de los sistemas nerviosos
voluntario o involuntario y de las glándulas
endocrinas   51
— Regulación y drenaje de los órganos
secreto-excretores.   54
— Acción sintomática y otros efectos
terapéuticos de las esencias   72

Descripción de las esencias más importantes.   76

Conclusión.   123

Anexos   125
Glosario de las propiedades terapéuticas
de las plantas y de las esencias   125
Principales propiedades terapéuticas
de las esencias   134
Efectos secundarios de las esencias   139
Algunas direcciones útiles.   141

ADVERTENCIA AL LECTOR

La aromaterapia, aplicada por un especialista, es una medicina prodigiosa tanto por la simplicidad de su utilización y sus amplios efectos terapéuticos como por sus reducidos efectos secundarios. Las esencias vegetales, que tienen un alto grado de concentración (hasta 100 veces más) en relación con la planta de la que proceden, pueden llegar a ser peligrosas si son manipuladas por personas inexpertas o por terapeutas «charlatanes». Utilizadas de cualquier manera y sin estar adaptadas a las características del paciente (edad, peso, antecedentes, alergia, etc.), pueden llegar a ser más perjudiciales que beneficiosas. Si bien una aspirina puede ser tomada sin el control de un médico (a pesar de que se pase por alto el riesgo que comporta el ácido salicílico, responsable de ocasionales hemorragias gastrointestinales y reacciones alérgicas), la utilización de las esencias vegetales y de los aceites esenciales no permite la automedicación. El trabajo del aromaterapeuta consiste en realizar un diagnóstico preciso y en escoger el preparado de las esencias adaptado cualitativa y cuantitativamente (cantidad, modo de utilización, vía externa o interna, toma de tisanas complementarias, etc.). Además debe vigilar que la esencia provenga de la parte adecuada de la planta, ya que según la parte del vegetal de la que se haya extraído (tallo, hoja, fruto, etc.), su acción terapéutica puede variar, pudiendo incluso llegar a ser tóxica. Si alguien le dice que actualmente trata sus problemas renales con esencia de enebro, y usted cree tener los mismos problemas (según el diagnóstico que usted mismo se hace), no se precipite a la farmacia a comprar esta esencia, ya que, en función de si ha sido extraída del tallo o de la baya, podrá estimular la función renal o por el contrario provocar nefritis. Sólo un buen aromaterapeuta le sabrá aconsejar el tipo de esencia de enebro adaptada a su caso. Además, su experiencia como médico le permitirá hacer un buen diagnóstico sin confundir dos síntomas parecidos, error muy a menudo cometido por los adeptos a la automedicación.

(Es lo que le pasó a uno de mis amigos que confundió una crisis de apendicitis aguda con una simple torsión del riñón. Sin la intervención rápida de los servicios de urgencia, no hubiera soportado las consecuencias de una peritonitis. La explicación es que su apéndice tocaba el riñón y el dolor se extendía hacia la espalda y no hacia el abdomen, como sucede en la mayoría de crisis de apendicitis.) Como todas las medicinas holísticas, es decir, que tienen en cuenta el conjunto del organismo y no sólo el órgano afectado por los síntomas de la enfermedad, la aromaterapia debe ser practicada por verdaderos especialistas. Un buen consejo es recordar que sólo un médico puede diagnosticar la causa de una enfermedad, así como encontrar el remedio correspondiente. La salud y la vida son demasiado preciosas para no cuidarlas debidamente.

Introducción

La aromaterapia, medicina basada en la utilización de esencias aromáticas de plantas, llamadas también aceites esenciales, no es de creación reciente, a pesar de que actualmente los medios de comunicación la han puesto de moda. Los egipcios, cuarenta siglos antes de nuestra era, utilizaban las propiedades benéficas de las esencias (ver capítulo «Historia»). El éxito actual de la aromaterapia se debe, sin duda, a que responde mejor que la medicina «oficial» al deseo de «curarse sin dañar» expresado cada vez más por un mayor número de pacientes. Por otra parte, la importante campaña de los medios de comunicación realizada sobre los beneficios de esta terapia empieza a dar sus frutos. La importancia que han adquirido la salud y la forma física, temas favoritos de los telespectadores y temas preferentes de muchos medios de comunicación, ha contribuido a modificar rápidamente la actitud de las personas enfermas (incluso de las sanas) con relación a los medicamentos. Se ha producido un cambio de actitud: de consumidor pasivo de recetas y de medicamentos a consumidor prevenido e informado, incluso capaz de decidir por sí mismo.

Esta modificación de la relación paciente-médico debería incitar a los profesionales de la salud a proponer una nueva forma de trato más adaptada a los conocimientos, por fragmentarios que sean, de su clientela, antes que seguir con la actitud paternalista de antaño. El hecho de que los consejos dados por una cantante famosa sean más tenidos en cuenta que los de un gran especialista prueba que el éxito de la comunicación radica tanto en el «saber hacer» como en el «hacer saber», ya que no basta con ser un pozo de ciencia: hay que saber cómo aplicar los conocimientos.

El objetivo de este libro no es el de permitir al lector que pueda pasar sin médico y administrarse él mismo las esencias aromáticas (las plantas medicinales, al igual que los hongos, pueden contener sustancias tóxicas, peligrosas si son manipuladas por personas no iniciadas), sino que pueda hablar de igual a igual con su farmacéutico, su herbolario o su fitoterapeuta. También quiere prevenirle contra los charlatanes y otros falsos especialistas que la moda de las medicinas alternativas atrae como a las moscas. Descubrir los prodigiosos poderes de los aceites esenciales no debe animar al lector a desestimar en conjunto las adquisiciones de la medicina clásica, con el pretexto de que parece más complicada y menos natural. Sin la pretensión de querer uno mismo ser su propio médico, como lo hacían en el siglo pasado los campesinos que se curaban únicamente con la ayuda de «plantas empleadas al natural», es conveniente no ignorar ninguna posibilidad de curación, desde las esencias de plantas hasta el láser. Muy acertadamente dice al respecto el Dr. Jack Bouhours: «Ninguna terapéutica puede cubrir el conjunto de la patología, e incluso si la aromaterapia obtiene resultados considerables, no es por ello un remedio universal».

Esta apreciación diferente de la enfermedad (o de la «nueva salud» como dirían los adeptos de la «Nueva Era») comporta necesariamente una redefinición de la relación médico-paciente. Ya algunos japoneses han firmado un contrato con sus médicos que consiste en pagarles únicamente si se mantienen en un buen estado de salud. Por el contrario, en caso de enfermedad, por lo tanto de fracaso del contrato, los médicos deben curarlos gratuitamente. Esta práctica japonesa, que sería muy difícil de aplicar en nuestro país frente al imperio de la Seguridad Social, puede quizás inspirar a jóvenes médicos sin clientela (también hay médicos que cobran el salario mínimo).

Estas proposiciones parecerán chocantes, incluso revolucionarias para algunos lectores, pero no tienen nada de nuevo ya que en 1872, el autor de un tratado de botánica médica escribía: «El mejor médico es el que enseña a los enfermos a curarse por sí mismos». Y en el siglo XVI, Paracelso predicaba que «cada enfermo tiene en su interior a su propio médico, y el terapeuta debería ser solamente su ayudante».

Ahora bien, si los médicos no asumen la función de pedagogos y de ayudantes ejerciendo su profesión con seriedad, otras corrientes de opinión más o menos fiables se encargarán rápidamente de esto, con todos los riesgos de abuso y charlatanerismo que ello comporta.

Por otra parte, consultar a un doctor en medicina no implica automáticamente garantías sobre su competencia en aromaterapia, en fitoterapia o en homeopatía, ya que estas especialidades exigen conocimientos específicos y una larga experiencia. Esta advertencia no está hecha a la ligera, ya que proviene del «padre» de la aromaterapia, el doctor Jean Valnet: «Cuidado con los falsos fitoterapeutas; hay que desconfiar de los que, con el pretexto de curarle como usted quiere, le hacen engullir cócteles de química con una pizca de plantas (...) Conscientes de su incompetencia en fitoterapia, estos médicos ya no pretender curar enfermos. Han escogido rápidamente dedicarse a la estética y al adelgazamiento, dos campos en constante expansión. Aquí no hay ninguna necesidad de largos cuestionarios; los conocimientos médicos o farmacológicos pueden a veces llegar a ser inexistentes, la responsabilidad es prácticamente nula... y las tarifas no están reguladas. Entonces, cuidado con los charlatanes, con las estafas en medicina con plantas y con las locas recetas adelgazantes».

La lectura de este libro debería permitir distinguir el grano de la paja, ofreciendo la posibilidad de plantear preguntas a su futuro aromaterapeuta. En caso de duda sobre la competencia de este, contacte con alguna asociación que le confirme la seriedad (o no) de su terapeuta. Su salud es demasiado valiosa para dejarla en manos de cualquiera.

¿FITOTERAPIA O AROMATERAPIA?

Con frecuencia, estas terapias son confundidas porque las dos utilizan plantas medicinales y aromáticas. La fitoterapia utiliza el conjunto de las sustancias contenidas en el vegetal (a pesar de que suele preferir una parte en especial: hojas, flores, granos, tallo, raíz, etc.), mientras que la aromaterapia no emplea más que ciertas sustancias extraídas del vegetal, pero muy concentradas. En consecuencia, la aromaterapia tiene un efecto más intenso, pero también puede llegar a ser más tóxica que la fitoterapia.

Historia

Las propiedades medicinales de las plantas son conocidas desde hace mucho tiempo, si nos guiamos por los dibujos aparecidos en las paredes de las cuevas de Lascaux (Francia). Estas pinturas rupestres, que datan de 18.000 años a. de C. aproximadamente, ponen de manifiesto la primera tentativa de realización de una «flora» destinada a distinguir las principales plantas silvestres y a memorizar sus propiedades terapéuticas.

El origen de la aromaterapia se remontaría (según documentos sumerios y egipcios) al 2500 a. de C. aproximadamente. La traducción de jeroglíficos ha puesto de manifiesto fórmulas de preparados medicinales utilizadas por los sacerdotes egipcios, y aceites esenciales antisépticos y antibióticos (comino, estragón, enebro, canela, etc.) utilizados por los embalsamadores egipcios para conservar los cuerpos de los faraones y los sacerdotes. La esencia de ajo, de una gran acción tónica y estimulante, era muy apreciada por los constructores de pirámides. La cocina egipcia también se servía de los efectos digestivos y estomacales de varias plantas aromáticas: anís, cilantro, comino, mejorana, menta, perejil, etc. Cuarenta siglos antes de nuestra era, en Egipto se realizó la primera extracción de esencia de cedro. Los egipcios no fueron los únicos en utilizar los beneficios de la aromaterapia; los chinos, los persas, los griegos y los romanos también utilizaron muy pronto las esencias vegetales con un objetivo preventivo o curativo. Durante las grandes epidemias de Atenas, Hipócrates hizo quemar plantas bactericidas en las calles. En la Edad Media, los árabes recuperaron la olvidada técnica de destilación de las plantas aromáticas descubierta por los egipcios. También descubrieron en las islas Molucas el clavo: botón floral seco de clavero. Mientras que las propiedades del eugenol (principio activo del clavo) fueron utilizadas rápidamente en China, Malasia, Ceilán y en las islas Seychelles, no fueron conocidas en Europa hasta el siglo VIII. El Viejo Continente descubrió muy tardíamente que las plantas contenían una fabulosa «farmacia verde», como sucede todavía con algunas innovaciones tecnológicas. Por ejemplo, la primera extracción de esencia de romero no se llevó a cabo hasta el siglo XIII. Rápidamente se recuperó el tiempo perdido y hoy Europa está muy avanzada en cuanto a la práctica de la aromaterapia. Dos siglos después de la primera destilación correcta de romero, una decena de aceites esenciales se destilaban normalmente en Europa: almendra amarga, canela, cedro, enebro, espliego, rosa, salvia, etc. En el siglo XVI la lista incluía más de 50 esencias suplementarias y se empezaba la destilación industrial del espliego en la Provenza francesa. Durante la epidemia inglesa de peste en 1666, las propiedades antisépticas de las esencias de clavo y de ajo eran ya conocidas, y se llevaban a modo de collar, preventivamente, pulverizadores de perfumes que contenían estas plantas. En el siglo XVII la mayoría de las esencias habían sido ya destiladas. En el siglo siguiente se realizaron las primeras falsificaciones de aceites esenciales y aparecieron los primeros «aromas artificiales» que, hoy en día, invaden todos nuestros alimentos, bajo la denominación engañosa aromas naturales. Por ejemplo, el agua de colonia —creada a partir de una fórmula sintética en el siglo XVIII y que respondía al nombre no demasiado modesto de «agua admirable»— contenía en realidad esencias artificiales responsables de numerosas alergias. Esto no preocupó en absoluto al mundillo de la química que continuó alegremente analizando los compuestos de las esencias naturales para reproducirlas sintéticamente. Actualmente disponemos de toda una gama de este tipo de productos (aromas, colorantes, conservantes) que contribuyen a aumentar ampliamente el déficit de la Seguridad Social debido a las repercusiones negativas en la salud.

Al principio las esencias aromáticas se utilizaban mezcladas para aumentar su radio de acción terapéutica; gracias a los progresos de la medicina su empleo es cada vez más preciso. Así, en 1912 la acción diurética de la esencia de cebolla fue experimentada en el hombre; en 1917 se descubrió la acción cicatrizante de la esencia de espliego; luego, en 1927, se demostró el poder antiséptico (bacilo de Koch) de las esencias de ajo y de mostaza. En 1944 se obtuvo la prueba del efecto favorable de la esencia de romero en la estimulación de la secreción biliar. En 1948 Binet y Tanret probaron la función benéfica de la esencia de limón en la hidropesía.

Esta lista de propiedades no es exhaustiva (véase cuadro pág. 19) y, por otra parte, todavía no se han descubierto todos los prodigiosos poderes de las plantas aromáticas. Este trabajo de investigación es inmenso y puede que comprenda varios siglos, si nos basamos en el camino recorrido y en la lentitud de los descubrimientos. Es sorprendente, por ejemplo, que las propiedades bactericidas de la esencia de ajedrea no fueran descubiertas hasta 1975, cuando la primera destilación de aceites esenciales se realizó hace más de cuarenta siglos. Pero es cierto que el campo de investigación natural es muy amplio.

15

• 2700-2500 a. de C.
Descubrimiento de la técnica de destilación de plantas aromáticas (China, India, Persia, Egipto, Grecia, Imperio romano).
Primera extracción de esencia de madera de cedro.

• Edad Media
Redescubrimiento de la técnica de destilación de plantas aromáticas por los árabes.

• Hacia el siglo XIII
Inicio de la profesión de farmacéutico.
Primera extracción de esencia de romero.

• En el siglo XV
Primeras extracciones de esencias de almendras amargas, canela, enebro y salvia.

• En el siglo XVI
Descubrimiento de más de 50 esencias suplementarias.
Producción industrial de esencia de espliego en la Provenza francesa.

• En el siglo XVII
Destilación, con buenos resultados, de la mayoría de las esencias conocidas.

• En el siglo XVIII
Primeras falsificaciones de aceites esenciales y fabricación de agua de colonia a partir de esencias sintéticas.

• En el siglo XIX
Primeros análisis de la composición de esencias naturales para realizar su síntesis artificial (química). Creación de los primeros perfumes sintéticos.

• 1926
Invención del término aromaterapia (Gattefossé).

• 1964
Publicación del primer libro de divulgación sobre aromaterapia (Valnet).

PRINCIPALES DESCUBRIMIENTOS
DE LAS PROPIEDADES DE LAS ESENCIAS (EUROPA)

Años	Plantas	Propiedades
1872	Eucalipto	Antiséptica
1912	Cebolla	Diurética
1917	Espliego	Antiséptica
1927	Ajo	Antiséptica
1927	Mostaza	Antiséptica
1944	Romero	Colagoga
1946	Tomillo	Antiséptica
1948	Limón	Antihidropésica
1949	Pino silvestre	Antiséptica
1975	Ajedrea	Antimicrobiana

De la planta a la esencia

Al igual que existen diferentes calidades de vinos, las esencias de una misma especie de planta aromática pueden tener propiedades y aplicaciones variables.

La influencia de factores como la incidencia del sol, la época de la siembra, la pluviosidad del año, el proceso de extracción y la conservación son responsables del resultado final. Pueden llegar a producirse variaciones cuantitativas y a veces hasta cualitativas muy considerables. Por ejemplo, una misma especie de planta puede producir un año un rendimiento en esencia diez veces menos concentrado que el de un año precedente. Esta variabilidad importante del contenido en principios activos provocó, por otra parte, al principio de la utilización de la aromaterapia, algunos desengaños e incluso fue rechazada la utilización de esencias vegetales con el pretexto de que su eficacia era muy aleatoria. Pero hubiera sido una lástima dejar que se echara todo a perder, y estos errores de aprendizaje en la producción de aceites esenciales hoy han sido rectificados.

El progreso de los sistemas de cultivo y de las técnicas de extracción, así como los de las dosificaciones, han permitido la producción de aceites esenciales con concentraciones más homogéneas y resultados más fiables. Como la calidad se paga, quien quiera utilizar esencias de alta calidad, ricas en

18

principios activos (verbena de India, canela de Sri Lanka, tomillo de la Reunión, etc.), deberá pagar por ellas.

El cultivo de las plantas aromáticas

Naturalmente, en el cultivo de las plantas aromáticas no deben utilizarse productos contaminantes, como los abonos y los pesticidas. Por este motivo, los laboratorios que producen esencias de buena calidad comprueban siempre que las plantas no contengan residuos de pesticidas. A pesar de todas las precauciones que toman en la selección de sus productores de plantas, nunca existe la absoluta certeza de que no haya alguna «manzana podrida». Por otra parte, cada vez más, los productores de plantas medicinales y aromáticas adoptan el «cultivo biológico». Sin embargo, algunos continúan utilizando pesticidas en sus campos (herbicidas, por ejemplo), sin darse mucha cuenta de su responsabilidad, ya que si el consumidor, decepcionado por la quimioterapia, recurre a la fitoterapia, no es para encontrar sustancias químicas tóxicas. Afortunadamente, las normas europeas, cada vez más estrictas al respecto, pronto van a hacer que los productores poco escrupulosos tomen conciencia de que está prohibido jugar con la salud de los demás con el pretexto de aumentar el rendimiento.

Con respecto a la recolección de plantas silvestres, no siempre existen garantías de plena calidad. Por ejemplo, después del accidente de la central nuclear de Chernóbil, el tomillo que creció en el sur de Francia estaba muy irradiado. Las plantas aromáticas silvestres europeas (al igual que los hongos) pueden permanecer contaminadas durante mucho tiempo. En consecuencia, es importante conocer el origen geográfico exacto de las plantas que se hayan utilizado en la elaboración de las esencias comercializadas.

La recolección de las plantas aromáticas

Los sistemas de recolección de las plantas aromáticas destinadas a la producción de esencias difieren poco de los de los vegetales utilizados para tisanas. Para quienes todavía no los conocen, los podrán poner en práctica para cosechar sus propias plantas, mientras esperan a curarse con la ayuda de las esencias. Esta etapa de iniciación al poder de las plantas les permitirá comprender los principios del funcionamiento de la medicina verde; sin embargo, no es conveniente prolongarla sin el respaldo de un médico-fitoterapeuta o de un herbolario competente (aunque estos escasean; en Francia, por ejemplo, el último título de herbolario data de 1941). La formación de herbolario que se impartía en las facultades de farmacia fue suprimida, pasando a ser enseñada sólo a los farmacéuticos, y desde entonces no ha vuelto restablecerse.

Pero volvamos a las plantas y a la mejor manera de recolectarlas para que conserven intactos todos sus principios activos. La época de la recolección es capital, y dependerá de la parte de la planta que se desee utilizar. Así, si las esencias están concentradas en las flores, habrá que recolectar las plantas algunos días antes de su floración completa. Demasiado pronto, las esencias no habrán tenido tiempo de concentrarse en las flores; demasiado tarde, las esencias habrán desaparecido en parte, al igual que los pétalos. (Esta regla no se aplica en las especies en las que se utilizan las semillas.) Las plantas de las que se obtienen las esencias de las hojas se recolectarán antes del periodo de floración (o justo al principio de este). Los capu-llos deberán recogerse en primavera, mientras que la mayoría de los frutos, en otoño, antes de que se caigan de los árboles. Finalmente, para las plantas en las que el aceite esencial se localiza principalmente en las raíces, el momento ideal para su recolección es en primavera o en otoño (después de la caída de las hojas).

No basta con seguir al pie de la letra estos consejos para que la recolección dé buenos resultados, ya que además hay que tener en cuenta otros problemas vinculados al medio ambiente. La recolección deberá realizarse con tiempo seco, preferentemente por la mañana cuando el rocío ya se ha evaporado por la acción del sol. Unos cuantos puristas, que hoy pasarían por excéntricos, recolectaban antiguamente sus plantas cuando había luna llena. Sin embargo, no estaban muy equivocados, ya que su intuición empírica era acertada: acaba de ser demostrado científicamente que la luna llena aumenta la producción de esencia de algunas plantas medicinales, como la fumaria, por poner un ejemplo.

Cuando la recolección se hace respetando al máximo estas precauciones, las plantas no sólo son más ricas en esencias, sino que, además, conservan sus propiedades activas durante más tiempo. Sin embargo, hay que tener en cuenta que las esencias, como todos los seres vivos, tienen un tiempo de vida limitado.

Secado

En principio, las plantas destinadas a la extracción de esencias deben utilizarse frescas y no es aconsejable secarlas. Pero puede ocurrir que no sea posible destilarlas enseguida; en este caso, es preferible secarlas para que se conserven mejor. Las técnicas de secado se emplean, sobre todo, para las plantas destinadas a ser utilizadas en tisanas y decocciones. Esta desecación se realiza o bien directamente en el suelo o en el horno (a temperatura mínima). Hay que tener cuidado, ya que las flores, las hojas y las semillas no deben dejarse secar nunca al sol, sino a la sombra. El lugar ideal para conservar las plantas secas es un granero bien ventilado. El enemigo de la conservación de las plantas es la humedad, y para protegerlas de ella es necesario, a veces, almacenarlas, después del secado, en cajas metálicas herméticas.

Conservación

El periodo máximo de conservación de plantas medicinales secas es de uno a dos años, aproximadamente. Es erróneo pensar que una esencia vegetal se conserva durante más tiempo, ya que sus principios activos son los mismos que los de la planta. El hecho de que esté más concentrada no mejora su longevidad. Por otra parte, una vez pasada su fecha de caducidad, puede llegar a ser más peligrosa que una planta seca. Efectivamente, la planta demasiado vieja no tendrá ninguna propiedad terapéutica, mientras que la esencia usada podrá haber experimentado una modificación de sus propiedades de manera negativa. Es el caso de la esencia de espliego, que en lugar de ser beneficiosa para la piel puede volverse irritante una vez que ha caducado. Es aconsejable, como medida de precaución, colocar en los frascos una etiqueta que indique, en rojo, la fecha de compra o, aún mejor, el periodo límite de validez.

Una buena conservación de las esencias se llevará a cabo en frascos herméticos (ya que estas se evaporan rápidamente) y opacos a la luz (ya que con frecuencia son fotosensibles). Al contacto con la luz, algunas esencias cambian de color y envejecen, como la esencia de matricaria, que pasa del azul al verde y luego al marrón.

Por otra parte, esta modificación no se debe tan sólo a la luz, sino también a la oxidación por contacto con el aire, cada vez que el frasco se abre. La temperatura ideal de conservación de las esencias se sitúa entre los cinco y los diez grados. El periodo máximo de dos años entre la extracción de la esencia y su utilización necesita estar garantizado por las distribuidoras comerciales, ya que si el fabricante o el distribuidor venden esencias en mal estado, no hay manera de verificarlo. Mientras la distribución de los aceites esenciales sea libre, todos los abusos serán posibles.

A la espera de que los organismos públicos tomen medidas al respecto, imponiendo controles de calidad más estrictos, no habrá que fiarse más que de los aromaterapeutas experimentados. Tan sólo ellos podrán recomendar proveedores serios. Un criterio de calidad es el hecho de que el proveedor de la esencia esté asociado con un laboratorio de análisis, o mejor aún, que tenga su propio laboratorio integrado. Así, puede controlar permanentemente la evolución cualitativa de su almacén de esencias, desde la fabricación (o más bien de la extracción) hasta la comercialización.

La extracción

Existen varios procedimientos de extracción de esencias vegetales. Algunos son muy antiguos y artesanos, otros son más recientes y responden a técnicas competitivas. Pero es conveniente no buscar la rapidez por encima de cualquier cosa, ya que las propiedades terapéuticas de los aceites esenciales pueden quedar alteradas por una extracción demasiado violenta.

Entre los métodos antiguos, señalamos la maceración en caliente, que poco a poco ha ido cayendo en el olvido, ya que es muy lenta. Efectivamente, con frecuencia hay que esperar cerca de tres meses entre el inicio de la operación y la obtención del resultado. Esta técnica utiliza como medio de extracción aceites vegetales. No debe confundirse el término «aceite vegetal» que se aplica a aceites comestibles (aceite de cacahuete, de oliva, de maíz, etc.) y la denominación «aceite esencial», que es sinónimo de esencia. Los pétalos de las flores se sumergen en el aceite y, al cabo de varios meses, cuando las flores han soltado su esencia, se recuperan con la ayuda de un disolvente. Esta descripción es muy breve y no refleja la dificultad real de esta operación, que explica, en parte, su abandono progresivo.

El método de extracción más utilizado actualmente es el de la destilación. Como el método anterior, no es muy frecuente, ya que su descubrimiento, como hemos explicado en el capítulo «Historia», se remonta a cuarenta siglos antes de nuestra era. Su principio es simple y consiste en extraer de las plantas las esencias volátiles a partir del vapor de agua. Una vez enfriado el vapor, basta con tomar las esencias menos densas que el agua en la superficie de esta.[1] A pesar de que los métodos de base no hayan evolucionado desde los egipcios y los griegos, los rendimientos han progresado claramente en algunos siglos. Efectivamente, antes el volumen de plantas para destilar se limitaba al contenido de una jarra, mientras que actualmente los extractores pueden llegar a cantidades mucho más importantes.

El hecho de que ya no se les llame «extractores» sino «reactores» da la idea del poder de tales máquinas que ya no se calientan por la simple acción de un fuego de leña, sino con enormes calderas de vapor.

---

1. Algunas esencias, por otra parte, pueden ser más pesadas que el agua, como las de canela, clavo, ajo, almendra amarga, sasafrás, gaultería.

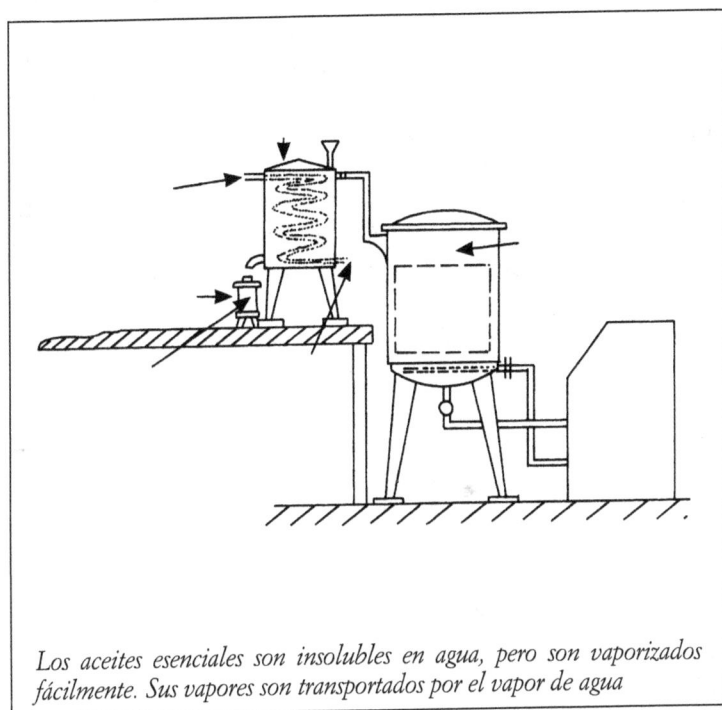

Los aceites esenciales son insolubles en agua, pero son vaporizados fácilmente. Sus vapores son transportados por el vapor de agua

Con este esquema se podrá comprender mejor el principio de hidrodestilación moderno (destilación al vapor). El vapor de agua producido en la caldera (derecha) es conducido al reactor donde actúa sobre la planta, captando las esencias volátiles que a continuación pasan al condensador. Aquí el vapor es enfriado y vuelve a estado líquido. A continuación, las esencias son separadas del agua por decantación (en el decantador, situado a la izquierda). La recuperación de las esencias en la superficie del agua no supone ningún problema, ya que su densidad generalmente es menor que la del agua. Existe un segundo método de extracción por la acción del vapor, aún más potente, practicado en un laboratorio del este de Francia (Unipharma/Phyto-Est). Consiste en enviar el vapor de arriba abajo a través de la planta. Aquí, la destilación propiamente dicha se acompaña de una extracción por gravedad, lo que aumenta la cantidad de esencias extraídas y mejora el rendimiento de la operación. Esperamos que esta nueva técnica, denominada hidrodifusión para distinguirla de la hidrodestilación clásica, no sea demasiado agresiva para las moléculas y no modifique la fórmula bioquímica de las esencias. Esta mejora en relación con las cantidades extraídas debería provocar también un descenso de los costes de extracción, que los usuarios apreciarán sin duda.

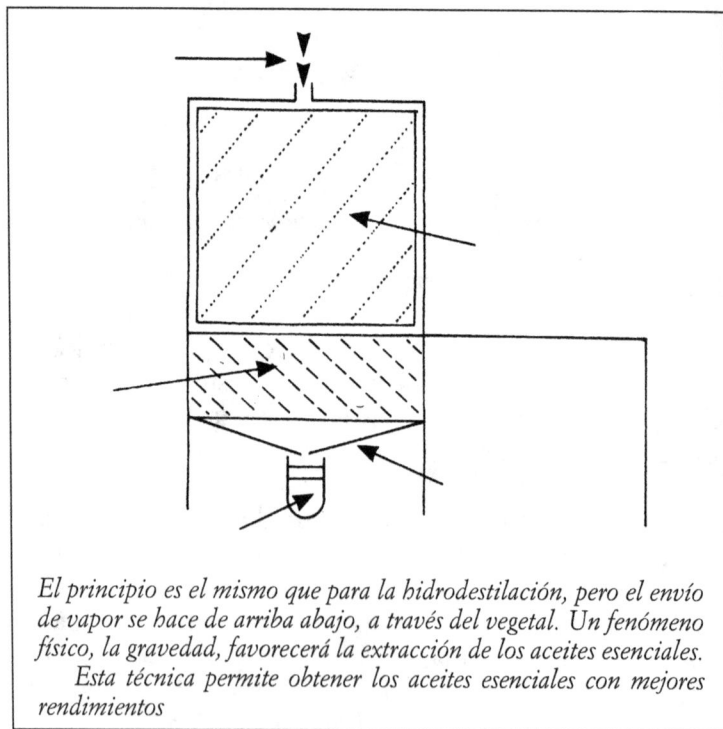

El principio es el mismo que para la hidrodestilación, pero el envío de vapor se hace de arriba abajo, a través del vegetal. Un fenómeno físico, la gravedad, favorecerá la extracción de los aceites esenciales.
Esta técnica permite obtener los aceites esenciales con mejores rendimientos

PARTES DE LOS ÁRBOLES
Y LOS ARBUSTOS RICAS EN ESENCIAS

Bayas	Enebro
Madera	Abedul, cedro, ciprés, sándalo, sasafrás
Corteza	Canela
Hojas	Cayeputi, jara, ciprés, eucalipto, laurel noble, lemongrás, wiacenti, pino, tuya, gaultería
Flores	Clavo, azahar, tila, ylang-ylang
Frutos	Bergamota, naranja amarga, limón, cerbeba, mandarina, nuez moscada, naranja dulce, pimienta
Gomas	Gálbano
Tallos	Cayeputi
Resina	Pino, abeto

PARTES DE LAS PLANTAS RICAS EN ESENCIAS

Bulbos	Cebolla
Hojas	Artemisa, bayas de santo Tomás, citronela, geranio, hisopo, melisa, menta, mirto, niauli, orégano, romero, ajedrea, tomillo, verbena
Flores	Artemisa, espliego, albahaca, manzanilla, estragón, hisopo, lavanda, mejorana, matricaria, menta, mirto, orégano, ajedrea, tomillo, verbena
Goma	Mirra
Dientes	Ajo
Granos	Eneldo, cardamomo, zanahoria, alcaravea, apio, cilantro, comino, hinojo, perejil, anís
Tallos	Artemisa, citronela, estragón, geranio, hisopo, mejorana, matricaria, menta, orégano, romero, ajedrea, salvia, tomillo, verbena
Resina/ rizomas	Angélica, cálamo, jengibre, apio de montaña, vetiver

La relación calidad/precio de las esencias

La concentración de las esencias y su precio varía no solamente en función de las plantas (véase las tablas «Concentración de las esencias según las especies»), sino también en función de su origen geográfico (véase tabla «La vuelta al mundo de las esencias más preciadas»).

CONCENTRACIÓN DE LAS ESENCIAS SEGÚN LAS ESPECIES

Plantas	Cantidad de esencia (por 100 kg de planta)
Hisopo	100 g
Tomillo	200 g
Perejil	300 g
Mejorana	400 g
Enebro	600 a 1.200 g
Salvia	1.400 a 1.700 g
Manzanilla	1.700 g
Ylang-ylang	1.500 a 2.000 g
Lavanda	1.800 a 2.000 g
Lavandina	2.500 a 2.900 g
Eucalipto	3.000 g

Nota: tal como se manifiesta en la tabla, las cantidades de esencia obtenidas varían ampliamente en función de la planta, de la especie y, además, de la parte del vegetal destilada: raíz (valeriana), flores (ylang-ylang), tallos (perejil, tomillo), etc.

PAÍSES QUE DISPONEN DE LAS ESENCIAS MÁS PRECIADAS

Alcanfor	Borneo
Canela	Sri Lanka
Geranio	Madagascar
Clavo	Zanzíbar
Lavanda	Alta Provenza
Niauli	Nueva Caledonia
Orégano	España
Tomillo	La Reunión
Verbena	India
Ylang-ylang	Filipinas

Análisis cada vez más precisos

Hasta hace poco tiempo, cuando aún no existían los análisis cromatográficos, era frecuente utilizar las esencias vegetales sin conocer su composición exacta. Así, por ejemplo, se hablaba de esencia de pino pensando que todas las esencias de pino eran iguales. Pero, desde que se empezaron a analizar de una manera más exhaustiva, se descubrió no solamente que su contenido podía variar de una planta a otra, de un continente a otro, o de un terreno a otro, sino que además no estaban compuestas de un solo producto, sino, con frecuencia, de una asociación de varios componentes, que en función de cada planta podían ser principales o secundarios. Por ejemplo, la esencia de tomillo podía a veces ser muy rica en timol, y otras veces ser mucho más pobre en esta sustancia pero más rica en compuestos menos activos como el citral o el carvacrol. A partir de este momento se comprendió por qué los resultados de los tratamientos eran tan poco regulares, y se adoptó un nuevo sistema de control de la eficacia. El primer método que se aplicó consistía en analizar cada esencia con la ayuda de aparatos cromatográficos que permitían visualizar, mediante gráficas, las proporciones respectivas de cada constituyente del aceite esencial («picos»). Esta técnica de análisis proporcionaba datos precisos de las cantidades respectivas de los diferentes elementos de una esencia (alcoholes, aldehídos, ácidos, éteres, fenoles, etc.). A partir de estos conocimientos, se pudieron establecer las correlaciones entre determinados compuestos de una esencia y sus efectos terapéuticos.

Por ejemplo, la mayoría de las esencias que contienen terpenos impiden el desarrollo de gérmenes microbianos. A su vez, sabiendo que los terpenos ejercen una acción antiséptica, se podría apresuradamente deducir que todas las esencias que contengan terpenos tienen esta cualidad. Sin embargo, esto no es siempre así, ya que la acción de una esencia también depende de su modo de administración. Sus efectos pueden variar según sea utilizada en estado gaseoso, mediante contacto directo, por vía externa o por vía interna. En conclusión, el conocimiento de los diferentes constituyentes de una esencia no debe excluir la experimentación *in vivo* (es decir, en el cuerpo humano o animal). Sin embargo, la constatación de la existencia de un vínculo entre los compuestos de una esencia y su acción terapéutica permitió perfeccionar un método rápido de análisis cualitativo: el aromatograma. Este consiste en la realización de pruebas *in vitro* (es decir, en las placas de Pétri, de vidrio o de plástico) de la acción antibiótica de un aceite esencial sobre diferentes gérmenes bacterianos. Otra sorpresa: los efectos «antibióticos» de las esencias se producen con concentraciones muy débiles. Por ejemplo, la esencia de menta o de tomillo es eficaz incluso diluida diez mil veces. Esto prueba, de paso, que no es realmente útil conseguir las esencias más concentradas, ni emplear cantidades excesivamente grandes para tener la certeza de un resultado terapéutico. Si el diagnóstico ha sido bien realizado y se ha seleccionado la esencia adecuada, a veces es suficiente con dosis infinitesimales para vencer la enfermedad. Como dicen los médicos japoneses: «Es inútil matar un gorrión con un cañón». Esto demuestra, una vez más, la importancia de consultar a un especialista, ya que este sabrá encontrar el equilibrio ideal en la pareja esencia-paciente. Es evidente que en un trabajo de tanta precisión no puede dejarse que el azar intervenga. Normalmente un buen aromaterapeuta está siempre en relación con un fabricante serio que le envía con frecuencia los resultados de los análisis de sus esencias. Estos documentos científicos están dirigidos a los especialistas capaces de interpretar los parámetros físico-químicos: normas Codex (aspecto, densidad, poder rotatorio, índice de refracción, pH, % ésteres, % fenoles, % cetonas, % compuestos carbonilos, % cineoles, solubilidad...), constantes bioeléctricas, etc. Por ello, nuestra peluquera de toda la vida, que acaba de convertirse a los «productos naturales», no podrá aconsejarnos tan seriamente como lo haría un aromaterapeuta. Sin embargo, ¡cuántas veces se oyen prescripciones de esencias formuladas por personas que tenían por único bagaje científico algunas horas de cursillos acelerados! Un vez más, se desaconseja jugar a aprendices de brujo utilizando «coctéles explosivos» que sugerirán estos pseudo-consejeros. Estas «prescripciones salvajes» son responsables cada año de accidentes graves (crisis de epilepsia e incluso defunciones) . Y, sin embargo, la venta de esencias (como las de salvia e hisopo, que pueden propiciar la epilepsia con dosis no muy fuertes) es siempre libre, y cualquier vendedor no autorizado puede aconsejarlas.

Por todo esto, hay que ser muy prudentes.

Hay que desconfiar de las imitaciones

La falsificación de esencias naturales no se limita a la copia sintética de su fórmula química; es así como los fabricantes de yogur o de zumos hacen consumir a los niños acetilmetilcarbinol, acetilacetato de etilo, butirato de geranilo y aldehído benzoico, que bautizan fraudulentamente como «aromas de frutas». Luego, nos extrañamos de que la primera causa de absentismo escolar sea el asma alérgica.

También suele ocurrir que productos sin gran valor terapéutico son mezclados con esencias vegetales para engañar al consumidor: alcohol, ésteres sintéticos, gelatina e incluso jabón. Para estar seguros de obtener esencias puras y no falsificadas hay que comprarlas en las farmacias o en tiendas especializadas en dietética. Hay que evitar a los vendedores ambulantes, como los que se encuentran en los mercados o a la entrada de las grandes superficies. Y, sobre todo, no hay que confiar más que en marcas de prestigio, que tengan una antigüedad que las avale y buena reputación.

Composición
de las esencias vegetales

Desde que los progresos en la analítica han permitido conocer la composición precisa de las esencias vegetales, la aromaterapia ha adquirido prestigio ante los incrédulos de la medicina, ya que el hecho de poder dar un nombre y una fórmula a los principios activos tiende a tranquilizarlos.

Sin embargo, esta aproximación puramente antropocéntrica y «onomástica» del conocimiento presenta graves carencias y genera sus propios límites. Efectivamente, todo lo que no es detectable por los aparatos de medida actuales es rechazado. Es así como son relegados paquetes completos de conocimiento, únicamente por la razón de que no responden a ningún criterio oficial. Las medicinas alternativas, como la homeopatía, por ejemplo, que utiliza elevadas disoluciones, no detectables por los aparatos de medida contemporáneos, se encuentran por este motivo marginadas. Y, sin embargo, Claude Bernard, autor de la *Introducción al estudio de la medicina experimental*, aconsejaba a los médicos tener siempre curiosidad y nunca limitar el campo de sus conocimientos, ya que la única verdad intangible de cualquier espíritu deseoso de progresar es «yo sólo sé que no sé nada». Esta frase merecería ser inscrita en el frontón de numerosos templos y universidades del saber... limitado.

Después de este paréntesis filosófico, hablaremos de la composición íntima de las esencias. Como lo constata el Dr. Thomas: «Las plantas nos ofrecen más compuestos de los que nunca podrían ser sintetizados en mil años por todos los químicos del mundo».

Las tres grandes familias

Los aceites esenciales de las plantas están compuestos a menudo de una asociación de esencia y de resina disuelta en esta. La resina pegajosa se materializa al contacto con el aire una vez la esencia se ha evaporado. Para comprender este mecanismo basta con observar el tronco de un pino. Para conocer la composición precisa de las esencias, se las separa mediante disolventes específicos (alcohol, cloroformo, emulsificantes, éter, etc.) que permiten conocer su familia química: acetona, ácido, alcohol, aldehído, éter, fenol, terpeno, etc. Este trabajo de selección y de identificación no siempre es fácil, ya que algunas esencias son una asociación compleja de varios compuestos que pertenecen a diferentes familias químicas. Por ejemplo, el aceite esencial de eucalipto tiene alrededor de 250 compuestos diferentes. Dado que sus proporciones pueden variar según los orígenes de la planta, el modo de extracción, la naturaleza del terreno, la época de la recolección, etc., se comprende fácilmente que no se puede hablar en sentido estricto de esencia de una planta, sino que cada esencia es particular. De aquí la importancia de poseer el máximo de informaciones sobre la fórmula de la esencia utilizada, para obtener buenos resultados con un tratamiento aromaterapéutico.

Generalmente, las esencias se clasifican en tres grandes grupos: las esencias hidrocarburadas, las esencias oxigenadas y las esencias sulfuradas.

Las esencias hidrocarburadas

Contienen sobre todo terpenos o carburos de hidrógeno (de donde les viene el nombre), como timeno, terpineno, cimeno, limoneno, fenantreno, canfeno, sesquiterpenos, etc. Los ejemplos de estas esencias hidrocarburadas abundan, ya que son las más numerosas: tomillo, trementina, limón, ciprés, enebro, cilantro, salvia, etc.

Las esencias oxigenadas

Generalmente son sólidas. Es el caso de la esencia de rosa, de menta, etc.

Las esencias sulfuradas

Se encuentran en numerosas plantas de la familia de las crucíferas (col, mostaza, rábano, etc.), pero también en algunas liliáceas (ajo, cebolla, etc.). Al estudiar con precisión la composición de las esencias de las plantas, se descubre que existe un parentesco insospechado entre algunas familias botánicas, algo que intuitivamente sabían las curanderas de antaño. Así, por ejemplo, la esencia de mostaza no es muy diferente de la de ajo, ya que las dos tienen como base el sulfuro de alilo.

Pero todas las esencias no pertenecen a estas tres grandes familias, ya que a veces están constituidas por una mezcla de compuestos pertenecientes a varias familias: hidrocarburos, sulfuros, óxidos, alcoholes, aldehídos, ésteres, cetonas, fenoles, etc. El ejemplo más sencillo es el de la esencia de ajo, que se compone de sulfuro y de óxido de alilo, pero existen también fórmulas muy complejas, como la ya citada del eucalipto, que es un puzzle... de más de 250 piezas. Para ver esto con más claridad, expondremos más adelante una recapitulación de la clasificación de las principales familias de los compuestos de las esencias. Pero no hay que creer que el hecho de conocer la fórmula química detallada de una esencia nos indica con certeza sus efectos terapéuticos. Como veremos en el capítulo siguiente, si bastase con asociar tal compuesto químico a tal enfermedad, todo el mundo podría ser aromaterapeuta. Pero, con las sinergias que se crean entre los diversos compuestos de una misma esencia, se observan a veces resultados tan sorprendentes como que 1 + 1 = 3.

Es uno de los milagros de la medicina de las esencias vegetales y de los aceites esenciales.

Nota: hablamos de aceite esencial cuando la esencia está mezclada con la resina de la planta, y de esencia pura cuando está separada.

Principales constituyentes de las esencias

Ácidos

- Están presentes en las esencias de clavo, ciprés, sándalo, estoraque, ylang-ylang, etc., y son los ácidos: benzoico, unámico, fórmico, metílico, salicílico, santálico, teresantálico, valérico, etc.

Alcoholes

- Borneol, presente en las esencias de cilantro, lavanda, nuez moscada, pino, romero, etc.

- Farnesol, presente en las esencias de bálsamo de Tolú, rosa, ylang-ylang, etc.
- Geraniol, presente en las esencias de citronela, cilantro, geranio, nuez moscada, rosa, etc.
- Linalol, presente en la esencia de albahaca, bergamota, cilantro, limón, espliego, macis, sasafrás, tomillo, ylang-ylang, etc.
- Mentol, presente en la esencia de menta.
- Mirtenol, presente en la esencia de mirto, geranio, etc.
- Nerol, presente en las esencias de ajenjo, bergamota, mirto, naranja, etc.
- Santanol, presente en la esencia de sándalo.
- Terpinol, presente en las esencias de badiana, bergamota, cardamomo, geranio, lima, macis, mejorana, azahar, etcétera.

Aldehídos

- Aldehído anísico, presente en las esencias de anís, badiana, hinojo, vainilla, etc.
- Aldehído benzoico, presente en las esencias de almendra amarga, benjuí, laurel, romero, pachulí, etc.
- Aldehído cumínico, presente en las esencias de comino, manzanilla, alcaravea, hinojo, romero, etc.
- Citral, presente en las esencias de limón, lemongrás, naranja amarga, naranja, mandarina, sasafrás, geranio, citronela, etc.
- Citronelol, presente en las esencias de citronela, eucalipto, geranio, melisa, rosa, etc.
- Furfurol, presente en las esencias de canela, alcaravea, ciprés, clavo, lirio, lavanda, pino, sabina, espicanardo, etc.
- Vainilla, presente en las esencias de bálsamo de Perú, bálsamo de Tolú, benjuí, estoraque, etc., y otros

aldehídos, presentes en las esencias de cayeputi, verbena de las Indias, estoraque, etc., como los aldehídos butírico, caproico, cinámico, valérico, etc.

Cetonas

- Acetato de terpenile, presente en las esencias de ciprés, pino, etc.
- Antranilato de metilo, presente en las esencias de mandarina, naranja, azahar, ylang-ylang, etc.
- Benzoato de benzilo, presente en las esencias de bálsamo de Perú, benjuí, Tolú, etc.
- Carvinol (o carvol), presente en las esencias de alcaravea, eneldo, menta.
- Cineol (o eucaliptol), presente sobre todo en la esencia de eucalipto.
- Cinamato de benzilo, presente en las esencias de bálsamo de Perú, estoraque, Tolú, etc.
- Salicilato de metilo, presente en las esencias de abedul, gaultería, sasafrás, etc.
- Tuyona (o salvona), presente en las esencias de tuya, salvia, artemisa, ajenjo, tanaceto, etc., y otras cetonas presentes en las esencias de lirio, jazmín, azahar, ajo, menta, pino, etc., tales como irona, jasmona, linalilo, mentona, pino-canfona.

Ésteres

- Están presentes en las esencias de bergamota, azahar, lavanda, niauli, estoraque, etc., como benzilo, éster acético, éster antranílico, éster benzoico, éster butírico, éster fenilacético, éster valeriánico, geranilo, linalilo.

Fenoles

- Anetol, presente en las esencias de eneldo, anís, badiana, hinojo, etc.
- Apiol, presente en las esencias de perejil y eneldo.
- Carvacrol, presente en las esencias de menta, orégano, tomillo, etc.
- Eugenol e isoeugenol, presentes en la esencia de clavo, bayas de santo Tomás, canela de Ceilán, macis, nuez moscada, pimienta, sasafrás, ylang-ylang, etc.
- Guaiacol, presente en las esencias de madera de guayaco y de apio.
- Metilchavicol, presente en las esencias de anís verde, badiana, albahaca, bayas de santo Tomás, estragón, hinojo, etc.
- Miristicina, presente en las esencias de macis, nuez moscada, perejil, etc.
- Safrol, presente en las esencias de sasafrás, badiana, canela, macis, etc.
- Timol, presente en la esencia de tomillo.

Terpenos (hidrocarburos)

- Canfeno, presente en las esencias de azahar, borneol, citronela, espliego, macis, etc.
- Cadineno, presente en las esencias de limón, incienso, gálbano, pachulí, etc.
- Cariofileno, presente en las esencias de bayas de santo Tomás, canela, clavo, etc.
- Cedreno, presente en las esencias de cedro, enebro, etc.
- Dipenteno, presente en las esencias de bergamota, canela, limón, cilantro, comino, hinojo, macis, palmarrosa, etcétera.

- Fencheno, presente en la esencia de eucalipto.
- Humuleno, presente en las esencias de lúpulo, álamo, abedul, etc.
- Limoneno, presente en las esencias de bergamota, zanahoria, alcaravea, limón, hinojo, macis, menta, azahar, etcétera.
- Mirceno, presente en las esencias de bayas de santo Tomás, sasafrás, verbena, etc.
- Fenantreno, presente en las esencias de angélica, badiana, canela, limón, cilantro, comino, elemí, pino, pimienta, salvia, sasafrás, etc.
- Pineno, presente en las esencias de albahaca, zanahoria, cilantro, comino, ciprés, eucalipto, hinojo, espliego, macis, romero, trementina, etc.
- Sabieno, presente en las esencias de sabina, cardamomo, mejorana, etc.
- Silvestreno, presente en las esencias de ciprés, pino, etc.
- Terpineno, presente en las esencias de eneldo, cardamomo, cilantro, elemí, mejorana, etc.
- Terpinoleno, presente en las esencias de cilantro y elemí, y en otros terpenos como: artemol, azulina, carveno, cimeno, ocimeno, salveno, etc.

Al analizar las esencias y los aceites esenciales de las plantas, nos damos cuenta de que están compuestas, como un juego de mecano, de las mismas piezas de base pero ensambladas de diferente manera. Se plantea entonces la pregunta sobre la función terapéutica respectiva de cada uno de los componentes de una esencia determinada. Así, continuando con el ejemplo del aceite esencial de eucalipto, hasta hoy se creía que su principio activo era el eucaliptol, la sustancia más importante de la esencia. Pero a partir de recientes descubrimientos, parece que el eucaliptol desempeña una función secundaria, casi inexistente, y que las funciones terapéuticas principales son desempeñadas por otras sustancias, llamadas *carburos terpénicos* (lo que demuestra, de pasada, que debemos tener mucho cuidado si no conocemos exactamente los mecanismos de la acción terapéutica; este razonamiento podría extenderse a los métodos de curación no oficiales pero que funcionan, como el magnetismo).

Por otra parte, no se debería caer en el error de creer que a cada compuesto de una esencia le corresponde un propiedad terapéutica. La combinación de varios de los constituyentes de base es en realidad lo que cuenta, ya que si no fuera así bastaría con extraer el principio activo y utilizarlo aisladamente en lugar de emplear el conjunto de los constituyentes de la esencia.

Actuando así, se redescubriría la práctica cotidiana de los médicos alópatas: una molécula-una enfermedad. Afortunadamente la aromaterapia está mucho más evolucionada que la medicina clásica, ya que actúa, gracias a las sinergias internas de las esencias, a la vez sobre el microorganismo y sobre el «terreno» del enfermo. (Actuar sobre el «terreno» significa reforzar las defensas naturales del cuerpo, permitiendo así combatir mejor los microorganismos, que quedan arrinconados entre los «bombarderos antisépticos» de la esencia y los «carros» de las defensas del organismo estimuladas por esta, y tendrán más dificultades para resistir que ante un simple medicamento.) Algunos aromaterapeutas no dudan en hacer una distinción entre esencias antisépticas y esencias «de terreno», pero se equivocan, ya que los dos efectos a menudo son producidos por un mismo aceite esencial. Para precisar esta noción, pondremos un ejemplo que permitirá comprender que es una aberración querer separar los diferentes principios activos de una planta. Este razonamiento también es válido para las esencias

41

vegetales. Las hojas de alcachofa son utilizadas en fitoterapia para aumentar la secreción biliar (propiedades colagogas) y la producción de orina (propiedades diuréticas). Numerosos ácidos orgánicos (cítrico, hidroxilmetilacrílico, málico, succínico, etc.) han sido detectados en las hojas. Los laboratorios farmacéuticos intentaron utilizar aisladamente cada uno de estos ácidos para ver cuál era «bueno para el hígado» o «bueno para la vejiga». La experiencia fue un fracaso, simplemente porque para funcionar eficazmente, todos estos ácidos debían actuar conjuntamente, un poco como los vigilantes de las cárceles abriendo cada uno una puerta de un pasillo con la ayuda de una llave. Si una llave falta, un pasillo no podrá ser atravesado. Pasa lo mismo con los compuestos de una esencia: los unos complementan a los otros, y no pueden actuar independientemente. Afortunadamente, ya que si no veríamos rápidamente aparecer en el mercado farmacéutico moléculas sintéticas destinadas a sustituir a los constituyentes de las esencias. Un rompecabezas suplementario para los médicos y los farmacéuticos, que ya tienen suficientes dificultades ante el gran número de medicamentos que se inventan cada año. Mientras que, según los expertos, entre los miles de medicamentos actualmente comercializados, un centenar de ellos sería suficiente para tratar la mayoría de las enfermedades.

Es lo que realiza ya la aromaterapia con su centenar de esencias eficaces (sin esperar los consejos de la Seguridad Social sobre la reducción del déficit).

Modo de administración y efectos terapéuticos de las esencias

Modos de administración de las esencias

Antes de enunciar las diferentes aplicaciones terapéuticas de las esencias y de los aceites esenciales, presentaremos rápidamente sus diversos modos de administración y sus fórmulas. Las esencias, contrariamente a lo que se cree, no se toman tan sólo en forma de gotas sobre un poco de azúcar, sino que presentan múltiples modos de administración, ya sea por vía interna o externa. Sin embargo, algunos terapeutas incluyen en la vía externa las inhalaciones y los vahos, mientras que otros las consideran como remedios para ser administrados por vía interna (vía nasal). Esto puede llegar a confundir a los pacientes. En lugar de preconizar una vaga «vía interna», serían más precisas expresiones como «vía oral», «vía nasal», «vía vaginal», «vía rectal», etc. Esta clasificación limitaría la familia «vía externa» a unas cuantas pomadas y a linimentos o preparados para el baño. Por otra parte, el modo de administración «externo» acaba siempre penetrando a través de la piel (vía subcutánea) y desemboca finalmente en la misma vía «interna». Pero no juguemos con las palabras y pidamos a los aromaterapeutas que precisen bien sus ideas en relación

43

con el modo de administración prescrito. Si no, correríamos el riesgo de encontrar a gente intentando matar polillas con bolas de naftalina... y un tira-chinas.

Las esencias pueden utilizarse puras o disueltas en un disolvente. Cuando son puras, son mucho más eficaces pero también más agresivas para el estómago. Corresponde al médico aromaterapeuta valorar este riesgo en función de cómo se encuentre el estómago del enfermo. Pero también hay que tener en cuenta que los productos utilizados para diluir las esencias (alcohol, aceite vegetal, elixir de papaína, tintura madre, gel neutro, etc.) pueden provocar alergias en algunos pacientes. Sería un error responsabilizar a la esencia de este problema, debido a un excipiente secundario. Las esencias pueden tomarse puras o diluidas según la prescripción del aromaterapeuta: en gotas sobre la lengua, sobre un poco de azúcar o miel, en cápsulas para ser tragadas, en inhalaciones húmedas o secas y en aerosoles, en supositorios y en lavativas, en óvulos vaginales, en pomadas y linimentos, etc. Pero según los preparados (cápsulas, por ejemplo) el precio del tratamiento puede ser más elevado. Este es un detalle a tener en cuenta.

A continuación, a título puramente informativo, presentamos algunos ejemplos de fórmulas de preparaciones aromaterapéuticas.

Compuestos de esencias puras

A. E.[2] eucalipto	1 g
A. E. lavanda	1 g
A. E. tomillo	2 g

2. A. E. es la abrevitura de aceite esencial.

Compuestos de esencias diluidas

A. E. canela	1 g
A. E. tomillo	2 g
A. E. lavanda	1 g
Aceite de almendras dulces c.s.p.	60 ml

Las dos fórmulas parecen diferir poco, exceptuando la presencia de un disolvente en la segunda, pero las cantidades que se deben ingerir serán mucho menores en el primer caso que en el segundo. Cuanto más pura sea la esencia, con más prudencia debe ser manipulada, motivo por el cual la automedicación es absolutamente desaconsejable. No hay que dejar nunca los frascos de las esencias al alcance de los niños, ya que no solamente pueden tragar o inhalar su contenido, sino que también pueden lanzárselos a los ojos.

A estos preparados de esencias, el aromaterapeuta puede asociar un tratamiento fitoterapéutico a base de infusiones o de decocciones de plantas, oligoelementos, etc. Esto se hace con la intención de evitar mezclar demasiadas esencias entre sí, y porque la ingesta de plantas en tisanas o en decocciones estimula la acción de las esencias vegetales. Además, las plantas tomadas de esta forma ejercen una acción de drenaje superior a la de las esencias. Hay que desconfiar de las «recetas locas» que prescriban más de cinco o seis esencias a la vez, como el ejemplo siguiente denunciado por el Dr. Valnet en su célebre libro sobre la aromaterapia. Esta prescripción, redactada en el papel de un restaurante, no era una receta de cocina, sino una fórmula de preparado magistral. Afortunadamente para el paciente, el farmacéutico la rechazó.

Ejemplo de receta «loca» prescrita por un pseudoaromaterapeuta

A. E. de caldo blanco	0,05 g
A. E de borraja	0,05 g
A. E. de cayeputi	0,05 g
A. E. de centaura	0,05 g
A. E. de limón	0,05 g
A. E. de pepinos	0,05 g
A. E. de ciprés	0,05 g
A. E. de estragón	0,05 g
A. E. de hisopo	0,05 g
A. E. de melisa	0,05 g
A. E. de menta	0,05 g
A. E. de orégano	0,05 g
A. E. de pino	0,05 g
A. E. de polipodio	0,05 g
A. E. de romero	0,05 g
A. E. de saponaria	0,05 g
A. E. de tomillo	0,05 g

Nota: es evidente que esta prescripción disparatada no deberá nunca ser realizada.

Efectos terapéuticos de las esencias

Como lo constató ya en 1928 en su *Tratado de aromaterapia,* R. M. Gattefossé: «Además de las propiedades antisépticas y microbianas ampliamente utilizadas actualmente, los aceites esenciales poseen propiedades antitóxicas, antivíricas, una acción energética poderosa y un poder cicatrizante indiscutible. El futuro les reserva un papel todavía más importante». Añadía todavía: «Los médicos y los químicos se sorprenderán ante la multitud de cuerpos olorosos utilizables en medicina y de la gran variedad de sus funciones químicas». No era el primero que planteaba esto, ya que Montaigne, en el siglo XVI, había comprendido que «las medicinas podían utilizar los olores más de lo que lo hacen». Antes de la confirmación del poder terapéutico de las esencias mediante los análisis cromatográficos ya se había intuido. Esto provocaba la risa, sin duda alguna, a los científicos «oficiales y bien pensantes» de la época, ya que, como dice el proverbio chino: «Cuando el sabio enseña la luna, los tontos miran... el dedo». En resumen, desde el siglo XVI numerosos trabajos científicos han verificado lo que todavía no era más que una intuición. Los primeros trabajos serios sobre las propiedades bactericidas de la esencia de tomillo se remontan a 1887. A veces, pasa un número de años importante, e incluso de siglos, entre la utilización de una esencia y la comprensión de su modo de acción. Por ejemplo, la cebolla, que ya era empleada por Dioscorides y Plinio como antiinfeccioso, contiene una esencia de la que se acaba de descubrir el secreto. Está compuesta de azufre y de otras sustancias antibióticas. También se ha podido aislar una sustancia antidiabética: la glucocinina. Pero todos los efectos terapéuticos de esta esencia no han sido aún elucidados y falta todavía comprender por qué es eficaz contra la congestión cerebral y las pecas.

La variedad de remedios que ofrece el mundo vegetal es tan vasto que serán necesarios muchos siglos de análisis para descubrir sus fórmulas.

¿Es necesario esperar por el momento para conocer exactamente sus principios de funcionamiento antes de utilizar sus poderes?

«Negar porque no se puede explicar, no hay nada menos científico.» Se debería entonces impedir que las amas de casa pinchasen en sus asados de ternera clavos, ya que no se comprende cómo esto permite conservar mejor la carne. También se debería prohibir, en las recetas de cocina, utilizar plantas aromáticas como el perejil, el estragón o el perifollo, de las que todavía se desconocen los principios activos. Y, sin embargo, las propiedades terapéuticas de la salvia eran conocidas desde los antiguos (de donde proviene su origen etimológico *salvia*: que salva, que cura) mucho antes de que se descubrieran los estrógenos. Pero si este estado de espera fuera impuesto a la fitoterapia, sería justo aplicarlo también a la medicina alopática.

También debería prohibirse el ácido salicílico (aspirina), ya que el conjunto de sus propiedades todavía no se conoce y cada año se descubren nuevos efectos.

Principales modos de acción de las esencias

Los modos de acción de las esencias se pueden clasificar en cuatro categorías. Pero cada esencia, contrariamente a los medicamentos clásicos, posee a menudo varios efectos terapéuticos y puede entrar en varias categorías a la vez:

— acciones de regulación del sistema nervioso y de las glándulas endocrinas (tiroides, suprarrenales, etc.);
— acciones de regulación y de drenaje de los órganos;
— acciones sintomáticas («anti»);
— acciones de estimulación de las defensas del organismo.

Nota: los efectos terapéuticos de las esencias se han presentado en una clasificación simplificada, ya que este libro va dirigido al público en general, no a los profesionales de la medicina.

Por ello, se han seleccionado términos sencillos, para que no requieran la consulta de un diccionario médico.

Por otra parte, ¿por qué emplear el término *béquico* cuando *antitusivo* tiene el mismo sentido? Como opina justamente Henri Leclerc, el gran divulgador de la fitoterapia, «pensemos en la impresión que producirá a nuestros bisnietos el lenguaje médico del que estamos tan orgullosos».

Regulación de los sistemas nerviosos voluntario o involuntario y de las glándulas endocrinas

ACCIÓN DE LAS ESENCIAS
EN EL SISTEMA NERVIOSO CENTRAL

Algunas esencias y aceites esenciales de plantas pueden modificar el grado de sensibilidad del sistema nervioso central a los estímulos y cansancio exteriores, ya sea disminuyéndolo (acción sedante de la angélica, manzanilla común, lavanda, etc.), ya sea aumentándolo (acción estimulante de la albahaca, la canela, el enebro, el hisopo, la menta, el romero, etc.).

Las síntesis y los intercambios moleculares en el cerebro y en el sistema nervioso son muy complejos, y constantemente son descubiertos nuevos mecanismos (como, por ejemplo, la síntesis de endorfina cada vez que reímos). Este hecho hace que se actúe con mucha prudencia respecto a la utilización de productos en esta zona. Los franceses, los mayores consumidores de ansiolíticos del mundo, sin duda alguna mejorarían mucho su salud mental y física sustituyendo estas moléculas químicas por esencias vegetales y dedicando más tiempo a sonreír y a relajarse.

ACCIÓN DE LAS ESENCIAS
EN EL SISTEMA NEUROVEGETATIVO

Antes de presentar la acción de las esencias en el sistema neurovegetativo, sería útil recordar al lector no iniciado en la anatomía y en la fisiología humana cómo funciona este sistema neurovegetativo. Establezcamos un símil con un coche y sus pedales de conducción: para hacer que vaya más rápido, hay que apretar el acelerador, y para que circule más despacio, el freno. Contrariamente al sistema nervioso central, que dirige las funciones de nuestro organismo dependientes de nuestra voluntad, el sistema neurovegetativo actúa sobre los mecanismos independientes de este (respiración, digestión, circulación sanguínea, etc.). Está controlado, como un coche, por dos pedales (o sistemas): simpático y parasimpático. Desempeñan una función opuesta, pero trabajan bien coordinados, de manera que uno no domine al otro, ya que si no fuera así, esto provocaría un desarreglo del sistema neurovegetativo y afectaría a largo plazo a alguna función vital. Por ejemplo, cuando el sistema simpático de un individuo es dominante, esto puede provocar una tendencia al estreñimiento, y si es el sistema parasimpático el que domina, esto se puede traducir en manifestaciones alérgicas o asmáticas. Para frenar un sistema simpático demasiado dominante o para estimular un sistema parasimpático «tímido» pueden utilizarse las esencias de angélica, manzanilla, mejorana, verbena, etc., mientras que para la situación inversa, el equilibrio se conseguirá con las esencias de canela, jengibre, tomillo, etc.

Hay que tener cuidado, porque algunos asmáticos pueden presentar alergias a algunas esencias. Hay que consultar al médico antes de cualquier utilización, incluso por vía externa, ya que a veces sólo el simple olor fuerte de una esencia en una habitación es suficiente para desencadenar una crisis de asma.

ACCIÓN DE LAS ESENCIAS
EN LAS GLÁNDULAS ENDOCRINAS

Como su nombre indica, las glándulas endocrinas secretan hormonas en el interior del cuerpo (*endon* = dentro). Entre estas glándulas se encuentra la tiroides y la paratiroides (situadas delante de la laringe), el timo (en la parte inferior del cuello), la hipófisis (en la base del cráneo), las cápsulas suprarrenales (encima de los riñones), el páncreas (en el abdomen), etc. Todas estas glándulas están coordinadas por un director de orquesta: el sistema neurovegetativo. El funcionamiento de las glándulas endocrinas también puede ser estimulado o frenado si es necesario con la ayuda de algunas esencias que actúan tanto en el sistema neurovegetativo como en las glándulas. Por ejemplo, para estimular el páncreas se utilizan las de limón, geranio, romero, etc. Para calmar las suprarrenales se utilizan las de lavanda, verbena o ylang-ylang.

Para moderar una glándula tiroides demasiado activa, se emplean esencias de comino, hinojo o cebolla, y para activar una poco activa se prefieren las de ajo, anís o menta. Si se quiere compensar un déficit en hormonas femeninas, se emplean esencias que contengan estrógenos: salvia, regaliz, *ginseng*, etc.

El funcionamiento de las glándulas endocrinas, que depende de un «vigilante general» llamado hipotálamo, es parecido a un mecanismo de relojería de precisión, mientras que la acción de las esencias podría ser comparada a la de un aceite destinado a lubricar los engranajes. Más vale

51

acudir a un relojero con mucha experiencia para arreglar un reloj de péndulo antiguo, al igual que es preferible consultar a un buen aromaterapeuta para corregir un desequilibrio hormonal-endocrino. Tan sólo un especialista experimentado en aromaterapia será capaz de realizar e interpretar un aromatograma, dando la lista de las principales esencias que correspondan exactamente a cada enfermo (escribimos a propósito enfermo y no enfermedad, ya que «el terreno es todo y el microorganismo no es nada», y, tal como decía irónicamente M. Perrault, «más vale hacerse curar la salud que la enfermedad»).

Regulación y drenaje de los órganos secreto-excretores

Agrupamos bajo el nombre de secreto-excretores a todos los órganos que desempeñan una función de secreción de hormonas o de excreción de desechos del organismo: hígado, riñones, intestinos, pulmones, páncreas, etc. Algunos, como el páncreas o el hígado, pueden ejercer estas dos funciones a la vez. Para ser lógicos, podríamos añadir a esta lista, aunque no sea un órgano, la piel, ya que desempeña un papel importante en la excreción del sudor. Esta clasificación, que no es demasiado «anatómica», permite considerar las diferentes partes del cuerpo no de forma aislada, sino agrupándola por funciones. Todos estos elementos dependen del sistema neuroendocrino, pero también le envían información en caso de problema, pudiendo incluso perturbar su buen funcionamiento. Sin ser demasiado observador, se pueden constatar cada día ejemplos de la interdependencia de todas las piezas del puzzle que constituye un cuerpo humano.

Por ejemplo, cuando la piel está anormalmente amarilla, esto se traduce en un mal funcionamiento del hígado. A su vez, irritando la piel con productos tóxicos, se puede provocar un problema hepático. Los buenos médicos, que no estructuran el cuerpo humano en órganos separados, saben que este debe ser considerado en su globalidad, tanto física como psíquicamente. Actualmente, se sabe que una enfermedad física (por ejemplo las úlceras de estómago) puede ser con frecuencia de origen psíquico (estrés, contrariedades).

Se piensa también que una persona que no exterioriza su alegría o su pena, en algunos casos, podría llegar a sufrir serios problemas de salud. Todavía no son más que hipótesis, pero la medicina llamada psicosomática, considerada desde hace tiempo como secundaria por los «grandes especialistas», podría reencontrar su prestigio si esto se llegara a confirmar. La aromaterapia, que posee un innegable poder de regulación del equilibrio físico-psíquico, seguramente conseguirá el lugar que le corresponde en esta nueva aproximación del cuerpo y el espíritu. Para prepararnos a esta concepción moderna de nuestra salud, no hemos de considerar nuestros órganos como la causa de los problemas que nos estropean la vida («me duele el hígado», «me duelen los riñones»), sino como signos de alarma que nos previenen de un riesgo más grave si no cambiamos de comportamiento. Los primeros indicadores útiles de nuestro estado de salud son el hígado y la vesícula biliar.

ACCIÓN DE LAS ESENCIAS EN EL HÍGADO Y EN LA VESÍCULA

En realidad, el hígado es un órgano indoloro, y cuando decimos «me duele el hígado» son más bien la vesícula biliar o el páncreas los responsables. Lo que se llama erróneamente «crisis de hígado» en realidad es debida a una acumulación de bilis en la vesícula. Si nuestras comidas se realizan en un ambiente estresante (luces intensas, ruidos, música), el sistema simpático reacciona y provoca la contracción de algunos músculos, entre ellos el que abre la válvula de la bilis. Esta, al no poder pasar, se acumula y provoca una obstrucción dolorosa en la vesícula biliar. Para que esta crisis pase, basta con suprimir la causa estresante y emplear esencias que actúen sobre el sistema simpático. Es evidente que primero hay que suprimir la causa principal, cambiando por ejemplo de restaurante, antes de recurrir a las esencias aromaterapéuticas (y todavía menos a los medicamentos anti «crisis de hígado»). No prestar atención a estas señales de alarma puede desencadenar, tarde o temprano, graves problemas vesiculares que repercutirán en el funcionamiento del hígado. Por otra parte, el hígado ya está suficientemente ocupado eliminando todos los desechos que el tipo de vida actual le impone (conservantes, medicamentos, etc.) para causarle además nuevos problemas. Efectivamente, no sólo debe excretar todos estos desechos, sino que también desempeña la función de eliminar las hormonas fabricadas por las glándulas endocrinas. Además, es responsable del almacenamiento de las reservas de glúcidos del organismo. Finalmente, protege al organismo de las invasiones microbianas y refuerza las defensas de nuestro cuerpo. Como vemos, su función no es sencilla y habría que agradecerle su papel crucial en el mantenimiento de nuestra salud. En lugar de esto, lo olvidamos por completo y le hacemos sufrir verdaderas intoxicaciones crónicas (tabaco, alcohol, medicamentos, etc.). Este comportamiento evasivo, que consiste en decir: «Mi hígado, no lo conozco», debería ser sustituido por una cooperación más activa que se resumiera en esta frase: «Mi hígado, yo lo respeto».

Sin embargo, si estos consejos llegan un poco tarde, y usted ha ignorado durante bastante tiempo su hígado y sus relaciones son ahora un poco tensas, no dude en reconciliarse con «un vaso de amistad» constituido por un cóctel de esencias vegetales bien escogidas que le ayudará en su pesada tarea. El hígado ganará, disminuirá su agotamiento excesivo y usted se beneficiará, gracias a la supresión de la fatiga debida a esta insuficiencia hepática. Las esencias más apropiadas para aportar vigor de nuevo al hígado son las de limón, matricaria y romero. Las de lavanda, melisa, menta, romero, salvia y tomillo estimulan la producción y la eliminación de bilis, mientras que otras, como las de ajo, limón y cebolla, por ejemplo, impiden la aparición de cálculos biliares. A veces será necesario completar la acción de las esencias con la utilización de tisanas de plantas con acción de drenaje hepático, como: grosella, cardo, celidonia, diente de león, cola de caballo, salvia, rábano, etc.

ACCIÓN DE LAS ESENCIAS EN LOS RIÑONES

Los riñones también son órganos de eliminación de desechos del organismo que con frecuencia tenemos demasiada tendencia a olvidar. Se podría evitar su sufrimiento (que saben reflejar bien en forma de dolorosas crisis de cólicos nefríticos) si se pensase más frecuentemente en limpiarlos de sus impurezas, que pueden solidificarse en forma de cálculos. Basta con beber aproximadamente dos litros y medio de agua repartidos a lo largo del día. Los malos hábitos de antaño, que consideraban el vino como única bebida, desaparecen poco a poco y ya no se considera ridículo llevar una botella de agua al lugar de trabajo. Si con esto no basta, las esencias pueden tomar el relevo, ya sea para estimular la función diurética (angélica, abedul, cebolla, perejil, etc.), ya sea para curar una infección de las vías urinarias (cayeputi, lavanda, tomillo, etc.). Como ejemplo que prueba que la aromaterapia no es una ciencia petrificada, veamos dos preparaciones diferentes dadas por dos médicos aromaterapeutas para curar infecciones urinarias. El número de gotas necesarias, la vía utilizada (externa o interna), así como la frecuencia de toma de este remedio son voluntariamente omitidas, ya que el objetivo de este libro no es el de sustituir la función del aromaterapeuta. Solamente este sabrá dar estas precisiones en función de cada paciente.

1.ᵉʳ ejemplo de preparado de esencias contra las infecciones urinarias (fuente: Dr. Valnet)

A. E. cayeputi	0,75 g
A. E. enebro	0,75 g
A. E. lavanda	0,75 g
A. E. niauli	0,75 g
Alcohol de 90° c.s.p.	60 ml

2.º ejemplo de preparado de esencias contra las infecciones urinarias (fuente: Dr. Bauhours)

A. E. canela	1 g
A. E. lavanda	1 g
A. E. pino	1 g
A. E. tomillo	1 g
Aceite de uva c.s.p.	60 ml

Cuando los órganos excretores que son los riñones funcionan mal, no pueden realizar su trabajo de filtrado normalmente y son obstruidos por demasiados desechos. Estos, como por ejemplo el ácido úrico, se acumulan en el organismo y provocan problemas más o menos desagradables: artritis, reumatismos, gota, etc. Otra manifestación de una disfunción de los riñones que molesta a muchas mujeres es la obesidad y su aliada, la «celulitis». El hecho de llegar a este estado significa que no se han sabido escuchar los signos de alarma del cuerpo; pero nunca es demasiado tarde para cambiar de modo de vida (régimen, relajación, etc.), y dejarse ayudar por las esencias para recuperar la forma... y las formas de antaño. También se pueden matar dos pájaros de un tiro mediante los baños adelgazantes, donde uno se relaja y se cuida al mismo tiempo. Incluso para los que no hayan prestado atención a su cuerpo durante el periodo eufórico de la juventud en el que no se piensa en el futuro, es bueno al menos empezar a preocuparse a partir de la cuarentena para no tener que arrepentirse más tarde.

Veamos a continuación algunas fórmulas de preparados de esencias destinadas a luchar contra el reumatismo, la obesidad y la celulitis.

ACCIÓN ANTIRREUMÁTICA DE LAS ESENCIAS

El reumatismo es una afección aguda o crónica de las articulaciones, asociada, por ejemplo, a fenómenos inflamatorios o degenerativos. A veces, se confunde este tipo de síndrome con otros problemas como la artritis o la tendinitis. El diagnóstico de la verdadera afección reumática necesita investigaciones muy avanzadas que han de ser practicadas exclusivamente por un reumatólogo.

En cuanto un especialista haya confirmado la enfermedad, se puede entonces consultar a un aromaterapeuta, que prescribirá una preparación adaptada al caso en particular. Es decir, que escogerá no solamente esencias «antirreumáticas» sino también plantas drenantes y esencias reguladoras en función del *terreno* del paciente: por ejemplo, en el caso de un hipertenso añadirá esencias de ajo, lavanda, mejorana o ylang-ylang para corregir este problema. Numerosas plantas y esencias tienen efectos antirreumáticos y antiartríticos como el limón, el ciprés, el eucalipto, el enebro, el orégano, el romero, el sasafrás, el tomillo, etc. Las siguientes preparaciones se administran por vía externa, practicando fricciones en las partes dolorosas.

No facilitamos intencionadamente ninguna precisión sobre las dosis para evitar la automedicación.

Ejemplo de preparado de esencias antirreumáticas por fricción

Orégano	2 gotas
Romero	2 gotas
Ciprés	1 gota
Enebro	1 gota
Aceite de almendras dulces	1 taza

Ejemplo de preparado de esencias antiartríticas por fricción

Romero	1 gota
Sasafrás	1 gota
Tomillo	1 gota
Aceite de almendras dulces	1 taza

ACCIÓN ANTIOBESIDAD Y ANTICELULÍTICA
DE LAS ESENCIAS

Al igual que no existe una única causa del reumatismo, las causas de la obesidad son numerosas (hormonales, hereditarias, alimentarias, nerviosas, etc.). Los que sufren exceso de peso esperarán encontrar milagros en las dietas que siguen, pero es posible que se decepcionen, ya que, al igual que para dejar de fumar, no existe un método fácil para adelgazar. Solamente la voluntad, asociada a una profunda modificación del modo de vida (ejercicio, régimen, etc.) pueden dar resultados. La mayoría de los regímenes de adelgazamiento sin esfuerzo son peligrosos, ya que utilizan productos para no tener hambre. A pesar de que estos métodos drásticos permiten al principio una rápida pérdida de peso, conllevan con frecuencia graves carencias nutricionales, pudiendo perturbar considerablemente el equilibrio nervioso (depresiones) y se saldan, tarde o temprano, con la recuperación de los kilos perdidos.

La aromaterapia, en tanto que medicina que integra lo físico y lo psíquico (por esto se la denomina holística), en lugar de recurrir a recetas milagrosas, tiene en cuenta el perfil físico-psicológico del paciente y propone una solución global y personal. La bulimia nerviosa es un claro ejemplo de que la parte psicológica no debe ser pasada por alto, y una muestra de que un régimen pobre en oligoelementos empeora la situación. En consecuencia, antes de empezar el régimen aconsejado por una amiga, es preferible consultar a un dietista o a un médico especialista en nutrición para conocer el origen del exceso de peso. Sólo entonces un aromaterapeuta podrá ayudar a encontrar el «peso ideal» del paciente, gracias a preparados adaptados a cada terreno. Si se trata de un desequilibrio glandular, prescribirá esencias de ajo, estragón, cebolla, etc. Por otra parte, si domina el factor nervioso, recurrirá a plantas «antiestrés» como lavanda, mejorana, azahar, verbena, etc. Mientras tanto, si aún no se ha consultado a un aromaterapeuta, se puede empezar con una receta de cocina con virtudes antiobesidad: la sopa de cebolla; y para los problemas de celulitis, facilitamos a continuación un preparado de esencias para meter en el baño o aplicar en forma de fricciones locales.

Ejemplo de mezcla de esencias anticelulíticas para el baño

Lavanda	1 gota
Orégano	1 gota
Ciprés.	1 gota
Limón.	1 gota

También se pueden friccionar las zonas afectadas con la preparación siguiente: 2 gotas de limón, 2 gotas de ciprés y 2 gotas de salvia, diluidas en una taza de aceite de almendras dulces.

ACCIÓN DE LAS ESENCIAS
EN EL APARATO DIGESTIVO

El estómago y los intestinos no están solamente destinados a asegurar la progresión del bolo alimenticio y a eliminar los desechos del organismo; también desempeñan una importante función de absorción. Su funcionamiento está controlado por el sistema neurovegetativo, lo que explica el origen «nervioso» de muchos de los problemas de tránsito intestinal: estreñimiento, diarrea, colitis, etc. Existe una mayor frecuencia de estreñimiento en las personas en las que domina el sistema simpático. Por tanto, todas las esencias que tienen el poder de «freno» de este sistema, como la angélica, el azahar, el cilantro, la melisa, etc., actuarán también sobre estas perturbaciones.

Otro desarreglo digestivo, también de origen nervioso, es la dispepsia gástrica, que se traduce en acidez de estómago y espasmos, así como hinchazón, provocando una digestión lenta y pesada. Se debe a las malas condiciones de las ingestas de comida y a una desarreglo de las secreciones (saliva, bilis, etc.).

Esta afección gástrica puede detenerse rápidamente con las esencias apropiadas, como las de angélica, alcaravea, comino y cilantro. Pero para que este tratamiento sea realmente eficaz, es muy aconsejable modificar el ambiente que acompaña a las ingestiones de comida (tal como ya hemos indicado en «Acción de las esencias en el sistema neurovegetativo»).

Ejemplo de preparado de esencias que favorecen la digestión

Angélica	1 gota
Alcaravea	1 gota
Comino	1 gota
Cilantro	1 gota
Aceite de almendras dulces	1 taza

Pero las esencias vegetales no se limitan simplemente a curar las afecciones del tránsito gastrointestinal: colitis, dispepsia gástrica, estreñimiento, diarrea, etc. Desempeñan también una función importante en la digestión, estimulando el apetito (esencias de ajo, manzanilla, alcaravea, estragón, hinojo, jengibre, orégano, salvia, tomillo, etc.), estimulando las secreciones gástricas (esencias de albahaca, canela, enebro, jengibre, clavo, hisopo, mejorana, menta, cebolla, etc.) y favoreciendo la expulsión de los gases digestivos (esencias de anís, limón, cilantro, nuez moscada, romero, ajedrea, etc.).

Por otra parte, también pueden combatir algunas infecciones intestinales, mediante su acción antiséptica o bactericida.

61

Nota: cuando se padezcan problemas digestivos y se disponga de frascos de esencias, interesa saber que se pueden confeccionar licores digestivos. Es una excelente manera de ponderar los méritos de la aromaterapia entre los amigos.

Ejemplo de preparado de esencias contra una infección intestinal

A. E. canela	1 g
A. E. eucalipto	2 g
A. E. clavo	1 g
A. E. tomillo	2 g
Aceite de almendras dulces c.s.p.	60 ml

Receta de licor aromático digestivo

Raíz de angélica	1 rodaja
Corteza de limón	2 limones
Vainilla	2 vainas
Azúcar moreno	250 g
Ron	1 l

Dejar macerar 4 semanas y filtrar.

ACCIÓN DE LAS ESENCIAS EN LA PIEL

La piel es algo más que una barrera entre el interior del cuerpo y el medio exterior. Desempeña una doble función de filtro, eliminando el agua y los desechos del organismo (sudor), y absorbiendo las sustancias con las que está en contacto. La piel ejerce una función protectora frente a las agresiones externas y nos informa acerca de nuestro entorno mediante el sentido del tacto. También informa de las variaciones de temperatura y del estado de funcionamiento de nuestro organismo (hígado, glándulas endocrinas, nervios, etc.), mediante manifestaciones cutáneas: ictericia, acné, soriasis, etc. En la ciudad, sufre tanto como los pulmones, ya que también «utiliza» algunos contaminantes del aire: plomo, humos, benzopirenos, etc. Afortunadamente, es capaz de absorber aceites esenciales benéficos para la dermis o la epidermis, como los de zanahoria, geranio, salvia, etc. La acción de los aceites esenciales y de las esencias concierne a las enfermedades cutáneas antes mencionadas, y además a todas las agresiones de la vida cotidiana: cortes, quemaduras, contusiones, picaduras de insectos, etc.

En fin, algunas de estas esencias ayudan a conservar la flexibilidad de la piel y desempeñan un papel antienvejecimiento importante. Pero hay que ir con cuidado: no todas las lociones de belleza «de plantas» se fabrican con verdaderas esencias vegetales. Algunas utilizan aromas sintéticos.

En cambio, si, por el contrario, las realizamos en casa o nos las hace nuestro farmacéutico, su pureza estará garantizada y será incuestionable (véase más adelante la fórmula de preparación).

Ejemplo de preparado de esencias contra el acné juvenil

Lavanda	2 gotas
Manzanilla	1 gota
Aceite de soja	2 cucharadas soperas

Nota: esta loción se aplica por la mañana y por la noche, después de limpiar la cara.

Ejemplo de preparado de esencias contra la soriasis

Caléndula	2 gotas
Orégano	1 gota
Aceite de soja	1 taza

Nota: esta loción debe aplicarse sobre el cuero cabelludo después de limpiarlo con una solución jabonosa.

Ejemplo de preparado de esencias para los cortes

Lavanda	2 g
Geranio	1,5 g
Tomillo	0,25 g
Ajedrea	0,25 g
Alcohol de 90°	10 gotas
Gel neutro c.s.p.	60 ml

Ejemplo de preparado de esencias para quemaduras locales (1.er grado)

Lavanda	4 g
Romero	2 g
Salvia	1 g
Alcohol de 90 °	10 gotas
Gel neutro c.s.p.	60 ml

Ejemplo de preparado de esencias para contusiones

Lavanda	2 g
Geranio	0,5 g
Romero	1,25 g
Salvia	10,5 g
Canela	10,5 g
Tintura madre de Arnica c.s.p.	60 ml

Ejemplo de preparado de esencias para erosiones ligeras

Lavanda. . . . . 2 g
Limón. . . . . 0,5 g
Geranio. . . . . 0,5 g
Ajedrea . . . . 0,25 g
Alcohol de 90 °. . . . . 10 gotas
Gel neutro c.s.p. . . . . 10,5 g

Nota: este tratamiento, que no sustituye a una vacuna antitetánica, debe prolongarse durante una semana.

Ejemplo de preparado de esencias para las picaduras de insectos

Lavanda . . . . 1,5 g
Limón . . . . 1 g
Ajedrea . . . . 0,5 g
Salvia . . . . 0,5 g
Aceite de almendras dulces c.s.p.. . . . . 15 ml

Ejemplo de preparado de esencias antienvejecimiento cutáneo

Gálbano . . . . 4 gotas
Rosa . . . . 1 gota
Aceite de almendras dulces . . . . 5 cucharadas

Ejemplo de preparado de esencias antienvejecimiento de las manos

Gálbano. . . . . 1 gota
Rosa . . . . 1 gota
Aceite germen de trigo . . . . 5 cucharadas

Acción de las esencias en la circulación

Las esencias actúan de diversas formas en el aparato circulatorio, modificando la fluidez de la sangre, contrayendo o dilatando las paredes de los vasos sanguíneos (es decir como vasoconstrictores venosos o vasodilatadores arteriales). También desempeñan una función sobre el músculo cardíaco y pueden modificar la tensión arterial (acción hipertensiva o hipotensiva).[3] Como ya hemos visto que una esencia puede tener varias acciones simultáneas, se comprende la importancia de conocer todas sus propiedades antes de utilizarla. Por ejemplo, para curar una bronquitis con la ayuda de esencia de tomillo, hay que asegurarse antes de que el paciente no sea hipertenso. Efectivamente, la esencia de tomillo, excelente antiséptico pulmonar, presenta también la propiedad de aumentar la tensión sanguínea. ¿Qué hacer en este caso? Utilizar otra esencia antibronquítica pero dotada de propiedades «hipotensivas», como la lavanda. Un aromaterapeuta inexperto no posee esta capacidad de ajuste, y por eso se aconseja consultar a un especialista.

Veamos a continuación las principales esencias que desempeñan una función en la circulación:

— esencias hipotensivas: ajo, limón, lavanda, mejorana, ylang-ylang;
— esencias hipertensivas: canela, hisopo, pino, romero, ajedrea, salvia, tomillo;
— esencias vasoconstrictoras venosas: ciprés;
— esencias vasodilatoras arteriales: ajo, azahar, zanahoria, lavanda, mejorana, perejil;

---

3. Atención: en relación con los problemas cardíacos, es necesario consultar al cardiólogo antes de utilizar esencias, por vía interna o externa.

— esencias fluidificantes de la sangre: ajo, angélica, azahar, limón, lavanda, matricaria, cebolla, naranja amarga.

Ejemplo de preparado de esencias para una afección circulatoria

A. E. ciprés.	1 g
A. E. lavanda	0,75 g
A. E. salvia	0,75 g
A. E. tomillo.	0,75 g
Alcohol de 90° c.s.p.	60 ml

ACCIÓN DE LAS ESENCIAS EN LOS PULMONES

Los pulmones no sirven únicamente para inhalar el oxígeno que necesita nuestro organismo y expulsar los desechos gaseosos (en forma de anhídrido carbónico); también desempeñan a veces una función drenante. Gracias al *mucus* que producen constantemente, impiden que las partículas de polvo del aire obstruyan los bronquios y los bronquiolos. Pero este mecanismo, controlado por los sistemas simpático y parasimpático, puede acelerarse por la presencia de productos irritantes. Es lo que ocurre en algunas manifestaciones del asma. La producción de *mucus* es demasiado importante y puede conducir a la obstrucción de los bronquiolos. Este fenómeno se acompaña a menu-do de una contracción «refleja» de estos, que aumenta todavía más la molestia respiratoria. Aparte de los alergenos «naturales», como el polen o los acáridos, numerosos productos de síntesis expulsados a la atmósfera pueden desencadenar estas crisis, lo que explica que el asma se encuentre sobre todo en las ciudades de los países industrializados.

En la actualidad, el número de asmáticos continúa creciendo, especialmente entre la población infantil. Esta enfermedad, primera causa de absentismo escolar, puede repercutir en estos niños, no sólo en forma de retraso escolar, sino que también puede provocar complicaciones pulmonares si no se trata con seriedad: supresión de los principales alergenos, curas termales, vacunas, etc.

A veces, una simple prueba para determinar los alergenos responsables de las crisis permite reducir su frecuencia.

Así, por ejemplo, desde que una prueba reveló que el joven X era alérgico a las plumas, la profesora sacó de la clase la jaula de tórtolas y sus crisis semanales se espaciaron considerablemente. Facilitar a los profesores información sobre las medidas sanitarias mínimas que deben seguir en presencia de niños asmáticos permitiría evitar gastos en medicamentos con frecuencia inútiles y costosos. Las esencias de plantas son valiosos auxiliares en el tratamiento del asma. Sin embargo, las esencias no tienen la pretensión de ser la panacea universal y no pueden actuar en caso de fuertes crisis tan rápidamente como los medicamentos broncodilatadores o mucolíticos. Además, su fuerte perfume puede a veces desencadenar crisis en algunas personas demasiado sensibles a los olores. Tan sólo un médico aromaterapeuta experimentado podrá prescribir las esencias adaptadas a cada caso teniendo en cuenta la influencia nerviosa o no de la aparición de las crisis. En general, asociará las esencias a las propiedades antibacterianas, inmunoestimulantes y equilibrantes de la pareja simpático-parasimpático que frenan al sistema parasimpático y estimulan al sistema simpático. La aromaterapia puede ayudar a los asmáticos mientras esperamos que deje de contaminarse el aire con productos tóxicos y alergenos, como el plomo, el amianto, los pesticidas, etc.

Aparte del asma, las esencias vegetales y los aceites esenciales se utilizan, sobre todo por vía externa, para prevenir o curar las afecciones pulmonares: bronquitis, resfriados, gripes, sinusitis, etc. Las fórmulas que se facilitan a continuación demuestran que tienen una amplia gama de utilizaciones: fricción, inhalación, baño, etc.

Ejemplo de preparado de esencias para desinfectar un dormitorio

Canela.	1 gota
Eucalipto	1 gota
Clavo	1 gota
Niauli	1 gota
Pino	1 gota
Aceite de almendras dulces.	2 tazas

Nota: algunas gotas de este preparado serán diluidas en un recipiente con agua colocado sobre un radiador o en un humidificador.

Ejemplo de preparado de esencias contra un resfriado

A. E. romero.	1 g
A. E. salvia.	1 g
A. E. geranio.	1 g

Ejemplo de preparado de esencias contra una afección pulmonar

Alcanfor.	1 g
A. E. eucalipto	1 g
A. E. pino.	10 g
Mostaza.	0,025 g
Glicerina	20 g
Alcohol de 90º c.s.p.	90 ml

Nota: este preparado, sólo para adultos, se aplica con fricciones en el pecho.

Ejemplo de preparado de esencias contra una sinusitis

Eucalipto	1 gota
Niauli	1 gota
Pino	1 gota
Aceite de almendras dulces	1 taza

Nota: este preparado, sólo para adultos, se aplica, por vía externa, con fricciones en el tórax o diluido en un baño (5 gotas).

Ejemplo de preparado de esencias contra una bronquitis

Eucalipto	1 gota
Hisopo	1 gota
Pino	1 gota
Aceite de almendras dulces	1 taza

Nota: este preparado, sólo para adultos, se utiliza por vía externa, diluido en el agua del baño (5 gotas).

Acción sintomática y otros efectos terapéuticos de las esencias

Las diversas acciones citadas anteriormente son suficientes para alabar los méritos de las esencias en la prevención y el cuidado de la mayoría de las enfermedades, pero esto no es todo. Pueden tener otras aplicaciones importantes. La más sorprendente de todas es su acción similar a la de los antibióticos (sin efectos secundarios). Efectivamente, la mayoría de las esencias tienen una acción antiséptica y antibacteriana (es el caso de las plantas de la familia de las umbelíferas, que han abierto su umbela para protegernos de los microorganismos). A continuación, citaremos las principales esencias antibacterianas, antivíricas, antisépticas y antiinfecciosas:

— *esencias con acción antibacteriana:* orégano, canela, tomillo, ajedra, clavo, limón, cayeputi, lavanda, niauli, pino, sándalo;
— *esencias con acción antivírica:* limón, ciprés, eucalipto, geranio, romero, salvia, tuya, tomillo;
— *esencias con acción antiséptica:* ajo, albahaca, bergamota, borneol, cayeputi, manzanilla, canela, limón, estragón, eucalipto, enebro, geranio, jengibre, clavo, lavanda, menta, niauli, cebolla, pino, romero, ajedrea, salvia, trementina, tomillo, verbena, ylang-ylang;
— *esencias con acción antiinfecciosas:* ajo, borneol, limón, eucalipto, enebro, clavo, lavanda, niauli, tomillo.

Respecto a las demás propiedades «anti», como son muy numerosas, recordaremos solamente las principales:

— *esencias con acción analgésica:* ajo, manzanilla, enebro, geranio, clavo, lavanda, mejorana, menta, niauli, nuez moscada, cebolla, orégano, romero, sasafrás, salvia, trementina;
— *esencias con acción anticálculos:* ajo, limón, hinojo, enebro, geranio, hisopo, nuez moscada, cebolla, pino, romero, trementina;
— *esencias con acción antidiabética:* eucalipto, enebro, geranio, cebolla;
— *esencias con acción antiinflamatoria:* manzanilla, canela, matricaria, romero, ajedrea, tomillo;
— *esencias con acción antimigraña:* angélica, albahaca, canela, manzanilla, limón, ciprés, eucalipto, geranio, clavo, hisopo, lavanda, mejorana, melisa, menta, orégano, pino, romero, ajedrea, salvia, tomillo, verbena;

71

— *esencias con acción antiespasmódica:* angélica, albahaca, bergamota, ciprés, estragón, lavanda, mejorana, melisa, orégano, salvia, verbena.

Hemos dejado para el final las esencias que estimulan las defensas del organismo (abedul, manzanilla, limón, geranio, pino, ajedrea, tuya, tomillo, etc.), de entre las que algunas podrían desempeñar una función activa en los tratamientos contra el cáncer o el sida (ajo, ciprés, estragón, geranio, clavo, hisopo, cebolla, salvia, tuya). Pero en este terreno hay que ser muy prudentes para no suscitar falsas esperanzas.

De la misma manera que constatamos que la rabia continúa aumentando en algunos países, mientras que disminuye en otros en los que se vacuna a los zorros en lugar de matarlos, la prevención del cáncer continua sin ser lo suficientemente considerada. Cuándo se comprenderá en los medios oficiales que una verdadera lucha contra el cáncer consiste primero en la prevención: eliminación de los productos cancerígenos, refuerzo de las defensas del organismo, etc. Sucede lo mismo con respecto a las demás enfermedades vinculadas a la contaminación, como el asma.

La aromaterapia, en tanto que medicina de «terreno», encuentra su lugar en este amplio combate. No basta con proclamar en los congresos médicos «más vale prevenir que curar», sino que hay que exigir la prohibición definitiva de los productos nocivos para el hombre y el medio ambiente: nitratos que contaminan las capas freáticas, el tabaco y el gas de los tubos de escape que contaminan el aire, pesticidas y aditivos que contaminan los alimentos. Mientras continuemos en contacto con estas sustancias cancerígenas, todas las tentativas de lucha contra el cáncer no serán más que cataplasmas sobre una pierna de madera. Incluso si las esencias de algunas plantas pueden estimular al organismo y ayudarlo a luchar contra el cáncer, no podrán luchar solas contra las toneladas de productos cancerígenos que contaminan nuestro aire, nuestra agua y nuestros alimentos. A pesar de todo, no hay que dejar de buscar nuevas esencias que sean aún más eficaces en este combate desigual. Es lo que ya han logrado los fitoterapeutas chinos elaborando una lista con todas las plantas anticancerígenas de su país. También algunos investigadores, deseosos de suplir el retraso con respecto a la medicina oriental, han iniciado un vasto inventario de las plantas medicinales utilizadas por los curanderos africanos. Ya era hora de que la medicina moderna tendiera la mano a la medicina empírica y se decidiera a cooperar con ella en vez de denigrarla, ya que cuando todos los médicos hayan comprendido que «no hay más que una medicina, la que cura», llegará el final de estos conflictos pueriles entre grupos que retrasan los descubrimientos útiles para la salud de todos. La Seguridad Social se dignará entonces a utilizar la aromaterapia y reembolsará el importe de estos preparados, para que los logros de esta rama de la medicina no estén únicamente reservados a una élite.

Descripción de las esencias más importantes

¡Atención! En función de la afección que sufra cada persona, todas las esencias que se citan en las próximas páginas pueden ser utilizadas por vía interna o externa. Cada paciente debe recibir siempre indicaciones muy preci-sas por parte del aromaterapeuta que le esté tratando, así como las dosis convenientes que deberá tomar en su caso. Nunca deben sobrepasarse las dosis prescritas por el aromaterapeuta.

ABEDUL

Nombre en latín: Betula alba
Familia: betuláceas
Parte más rica en esencia: corteza
Principales componentes esenciales: salicilato de metilo, betuliginol, betulinol, betulósido.

Principales propiedades terapéuticas
Acciones sobre los órganos secreto-excretores: aumenta la secreción de bilis; reguladora renal.
Otras acciones: mejora las defensas del organismo; antirreumática; antiulcerosa; cicatrizante; depurativa; sudorífica.

ABETO BLANCO

Nombre en latín: Abies alba
Familia: coníferas
Partes más ricas en esencia: hojas, yemas
Principales componentes esenciales: terpeno, trementina, provitamina A, etc.

Principales propiedades terapéuticas
Acciones: mejora las defensas del organismo; antiinfecciosa; antirraquítica; antiescorbútica; antiséptica; antiespasmódica; diurética; expectorante; revulsiva; sudorífica, etc.

ABRÓTANO HEMBRA (ESPARCILLERA, SANTOLINA)

Nombre en latín: Santolina chamoecyparissus
Familia: compuestas
Parte más rica en esencia: semillas
Principales componentes esenciales: terpeno, alcohol, resina, alcaloide amargo, taninos.

Principales propiedades terapéuticas
Acciones: alivia el dolor de estómago; antiespasmódica; emenagoga; estimulante; vermífuga.

Otra propiedad no terapéutica: insecticida (antipolillas).

AJEDREA

Nombre en latín: Satureia hortensis
Familia: labiadas

Parte más rica en esencia: flores
Principales componentes esenciales: carvacrol, cineol, cimeno, timol, ácido romanírico.

Principales propiedades terapéuticas
Acción en el sistema neurovegetativo: estimulante del sistema simpático.

Acciones en el sistema endocrino: estimulantes de las glándulas suprarrenales; estimula la síntesis de hormonas masculinas.

Otras acciones: refuerza las defensas del organismo; antiinflamatoria; antiséptica; antiespasmódica; expectorante; hipertensiva; estomacal.

AJO

Nombre en latín: Allium sativum
Familia: liliáceas
Parte más rica en esencia: diente del ajo
Principales componentes esenciales: sulfuro y óxido de alilo.

Principales propiedades terapéuticas
Acción en el sistema endocrino: estimulante de la glándula tiroides.

Acción sobre los órganos secreto-excretores y en el sistema circulatorio: reguladora de la función renal; reguladora intestinal; protectora de los pulmones; hipotensi-va (disminuye la tensión arterial); hace más fluida la sangre.

Otras acciones: mejora las defensas del organismo; alivia la otitis; remedio contra picaduras de insectos; antirreumática (elimina o expulsa los gusanos intestinales) vermífuga; antivírica; aperitiva; tónica.

ALBAHACA

Nombre en latín: Ocimum basilicum
Familia: labiadas
Parte más rica en esencia: flores
Principales componentes esenciales: metilchavicol, linalol, cineol, eugenol, pineno, alcanfor.

Principales propiedades terapéuticas
Acción en el sistema nervioso central: estimulante.
Acción en el sistema simpático.
Acción en el sistema endocrino: estimulante de las glándulas suprarrenales.
Acción sobre los órganos secreto-excretores: reguladora de la actividad intestinal.
Otras acciones: antiespasmódica; estimulante general; mejora la anosmia (disminución del olfato).

ALCANFOR DE JAPÓN

Este alcanfor, más tóxico que el de Borneo, proviene del alcanforero de Japón.

Nombre en latín: Camphora officinarum
Familia: lauráceas
Parte más rica en esencia: madera
Principales componentes esenciales: canfeno pineno, fenantreno, dipenteno, cadineno, cineol, safrol, borneol, terpinol, citronelol, eugenol, carvacrol, azuleno, alcohol cumínico, etc.

Principales propiedades terapéuticas
Acciones: tónico general; estimulante respiratorio y cardíaco; antiséptico; antiinfeccioso; febrífugo; analgésico.

ALCARAVEA DE PRADO, COMINO DE PRADO

Nombre en latín: Carum carvi
Familia: umbelíferas
Parte más rica en esencia: semillas
Principales componentes esenciales: carvona, carveno, carvacrol, limoneno.

Principales propiedades terapéuticas
Acción en el sistema neurovegetativo: sedante del sistema parasimpático.
Acción en el sistema endocrino: estimula la síntesis de hormonas femeninas.
Acción sobre las hormonas secreto-excretoras y circulatorias: reguladora intestinal.
Otras acciones: antiséptica; aperitiva; galactogoga (estimula y favorece la secreción de leche); alivia los dolores menstruales; vermífuga.

ANGÉLICA

Nombre en latín: Angelica officinalis
Familia: umbelíferas
Parte más rica en esencia: raíz
Principales componentes esenciales: fenantreno, limoneno, cumarol, glúcidos y taninos. También se encuentran entre sus componentes algunos ácidos orgánicos.

Principales propiedades terapéuticas
Acciones: alivia las afecciones respiratorias; alivia los dolores reumáticos; purifica la sangre; febrífuga; reconstituyente general; estimula la digestión, además es estomacal y también tónica.

Anís

Nombre en latín: Pimpinella anisum
Familia: umbelíferas
Parte más rica en esencia: semillas
Principales componentes esenciales: ácido anísico, anetol, aldehído anísico, metilchavicol.

Principales propiedades terapéuticas
Acción sobre el sistema nervioso: estimulante del sistema neuromuscular.

Acciones sobre los órganos secreto-excretores y circulatorios: estimulante del aparato digestivo; estomacal; protectora pulmonar; diurética; tonifica el sistema circulatorio; activa la circulación sanguínea.

Otras acciones: antiséptica; carminativa (favorece la eliminación de los gases intestinales); estimula la secreción de leche en las mujeres lactantes.

Apio común

Nombre en latín: Apium graveolens
Familia: umbelíferas
Parte más rica en esencia: semillas
Principales componentes esenciales: limoneno y selineno (hidrocarburos terpénicos), sedanolido (lactona), ácido palmítico, etc.

Principales propiedades terapéuticas
Acciones: afrodisíaco; alivia las afecciones hepáticas; alivia las afecciones renales; antilítica; carminativa; estimula la secreción de orina; febrífuga; estimulante; tonifica el sistema nervioso.

APIO DE MONTAÑA, LEVÍSTICO

Nombre en latín: Levisticum officinale
Familia: umbelíferas
Parte más rica en esencia: raíz
Principales componentes esenciales: terpinol, limoneno, selineno, cineol, guayacol, ácidos palmítico y valeriánico.

Principales propiedades terapéuticas
Acciones: contra la ictericia; antitusiva; carminativa; depurativa; emenagoga; sedante del sistema simpático; estimula la digestión; estomacal.

ARTEMISA, AJENJO COMÚN, HIERBA DE SAN JUAN

Nombre en latín: Artemisia vulgaris
Familia: compuestas
Parte más rica en esencia: planta con flores
Principales componentes esenciales: cineol, sesquiterpenos, tuyona.

Principales propiedades terapéuticas
Acción en el sistema endocrino: regula la síntesis de hormonas femeninas.
Acción sobre los órganos secreto-excretores: estimula la eliminación de bilis.
Otras acciones: antiespasmódica; vermífuga; aperitiva; emenagoga; febrífuga; tónica.

BADIANA, ANÍS ESTRELLADO

Nombre en latín: Illicum verum
Familia: magnoliáceas

Parte más rica en esencia: semillas
Principales componentes esenciales: anetol, cimol, cineol, dipenteno, limoneno, pineno, fenentreno, terpinol, safrol, etcétera.

Principales propiedades terapéuticas
Acciones: aperitiva; carminativa; expectorante; béquica (calma la tos); reguladora muscular; reguladora neuronal; estimulante; facilita el buen funcionamiento del estómago; tónica general.

BÁLSAMO DE CANADÁ

El bálsamo de Canadá no es el nombre de una planta como podría pensarse, sino que con este nombre hacemos referencia, en realidad, a una sustancia que se obtiene de la resina del abeto.

A veces se hace referencia al bálsamo de Canadá denominándolo *trementina*, pero en principio este nombre está reservado exclusivamente a las resinas de alerce y de pino (véase ficha «Trementina»).

Nombre en latín: Abies balsamifera
Familia: coníferas
Parte más rica en esencia: resina
Principales componentes esenciales: pineno, canfeno, canadoreseno, ácido resínico, etc.

Principales propiedades terapéuticas
Acciones: protege contra las afecciones del sistema genital-urinario; efectivo como antiséptico bronquial; propiedades balsámicas, también es acción cicatrizante, tiene efecto antitusígeno.

81

BÁLSAMO DE COPAIBA

Nombre en latín: Copaifera officinalis
Familia: leguminosas
Parte más rica en esencia: tronco
Principales componentes esenciales: cariofileno, cadineno, alcoholes terpénicos (resina).

Principales propiedades terapéuticas
Acciones: contra los herpes, los forúnculos y las úlceras; antirreumática; antiséptica pulmonar; antiséptica urinaria; cicatrizante; estimulante de las mucosas; estimulante de los pulmones.

BÁLSAMO DE PERÚ

El bálsamo de Perú (o «cinameína») no es el nombre de una planta, sino el nombre de la resina que se obtiene de un árbol.

Nombre en latín: Myroxylon balsamum
Familia: leguminosas
Parte más rica en esencia: resina
Principales componentes esenciales: ácido cinámico, ácido benzoico, peruvina, farnesol, nerolidol y vainilla, entre otras sustancias.

Principales propiedades terapéuticas
Acciones: alivia las afecciones de los bronquios; analgésica; protege contra las enfermedades de la piel; propiedades cicatrizantes; antiparasitaria; antirreumática; antiséptica pectoral y del aparato urinario; bactericida; balsámica; diurética.

Bálsamo de Tolú

El bálsamo de Tolú no es el nombre de una planta, sino el de la resina de un árbol.

Nombre en latín: Myroxylon toluiferum
Familia: leguminosas
Parte más rica en esencia: resina
Principales componentes esenciales: ácidos cinámico y benzoico, cinamato y benzoato de metilo, nerolidol, resina, vainilla.

Principales propiedades terapéuticas
Acciones: contra la dermatosis; antiséptica pulmonar; antiséptica urinaria; balsámica; expectorante.

Bayas de santo Tomás

Nombre en latín: Pimenta acris
Familia: mirtáceas
Parte más rica en esencia: hojas
Principales componentes esenciales: eugenol, chavicol, metileugenol, mirceno, fenentreno, citral.

Principales propiedades terapéuticas
Acciones: contra la calvicie; antiséptica de las vías respiratorias; antiespasmódica; bactericida; carminativa; expectorante; sedante; estimulante; tónica.

Benjuí

No confundirlo con el bálsamo de estoraque, que proviene del *Liquidambar orientalis*.

Nombre en latín: Styrax benjoin
Familia: estiráceas
Parte más rica en esencia: resina
Principales componentes esenciales: ácido cinámico, resina, vainilla, alcoholes fenilpropílico y feniletileno.

Principales propiedades terapéuticas
Acciones: contra la dermatosis; antiséptica pulmonar; cicatrizante; cosmética; expectorante; béquica.

BERGAMOTA

Nombre en latín: Citrus bergamina
Familia: rutáceas
Parte más rica en esencia: corteza del fruto
Principales componentes esenciales: acetato de linalilo, limoneno, linalol, bergapteno, bergamotina.

Principales propiedades terapéuticas
Acción sobre los órganos secreto-excretores: reguladora intestinal.
    Otras acciones: antibacteriana; antiséptica; antiespasmódica; «bronceadora»; cicatrizante; febrífuga.

BORNEOL

El borneol no es el nombre de una planta, sino el del alcanfor producido por un árbol de la familia de las gutíferas.

Nombre en latín: Drybalanops camphora
Familia: gutíferas
Parte más rica en esencia: tronco

Principales componentes esenciales: el alcanfor de Borneo (borneol) es un alcohol, mientras que el de Japón, utilizado más frecuentemente pero más tóxico, es una cetona.

Principales acciones terapéuticas
Acciones: analgésica; euforizante; antiséptica pulmonar; ansiolítica; afrodisíaca; cardio-tónica; estimulante; tónica.

BUCHU, BUCO

Nombre en latín: Barosma betullina
Familia: rutáceas
Parte más rica en esencia: hojas
Principales componentes esenciales: diosfenol, heterósidos flavónicos, mentona, vitamina B.
Nota: el diosfenol cristaliza en forma de alcanfor de Buchu. Como todas las cetonas, es relativamente tóxico.

Principales propiedades terapéuticas
Para conocer las propiedades terapéuticas de esta esencia es indispensable pedir consejo a un aromaterapeuta, pero podemos indicar que es diurética, hemostática, etc.

CÁLAMO AROMÁTICO, ÁCORO VERDADERO

Nombre en latín: Acorus calamus
Familia: aráceas
Parte más rica en esencia: rizoma
Principales componentes esenciales: azarona, cineol, eugenol, azuleno, alcanfor, ácido palmítico, hidrocarburos, etcétera.

Principales propiedades terapéuticas
Acciones: aperitiva; diurética; estomacal; sudorífica; tónica.

CANELA DE CEILÁN

Nombre en latín: Cinnamomum zeylanicum
Familia: lauráceas
Parte más rica en esencia: corteza
Principales componentes esenciales: aldehído cinámico, eugenol, pineno, cariofileno, cimeno, cinol, metilamina cetona, benzoato de benzilo, linalol, safrol, etc.

Principales propiedades terapéuticas
Acción sobre el sistema neurovegetativo: estimulante del sistema simpático.
Acción en el sistema endocrino: estimula las glándulas suprarrenales.
Acción sobre el sistema circulatorio: hipertensiva.
Otras acciones: antiinflamatoria; antiséptica; afrodisíaca; vermífuga; reguladora de la menstruación; etc.

CARDAMOMO

Nombre en latín: Elettia cardamomum
Familia: cingiberáceas
Parte más rica en esencia: cápsulas
Principales componentes esenciales: terpinol, cineol, limoneno, cingibereno, etc.

Principales propiedades terapéuticas
Acciones: antiséptica pulmonar; antiespasmódica; carminativa; dentrífica; diurética; equilibrante neuro-

vegetativa; estimulante de la digestión; estomacal; cardiotónica; vermífuga.

CAYEPUTI

Nombre en latín: Melaleuca leucadendron
Familia: mirtáceas
Partes más ricas en esencia: hojas, tallos.
Principales componentes esenciales: cineol, pineno, terpinol, aldehídos, etc.

Principales propiedades terapéuticas
Acción en el sistema simpático: sedante.
Otras acciones: antidermatosis; analgésica; contra la laringitis; antirreumática; antiséptica; vermífuga; sudorífica.

CEBOLLA

Nombre en latín: Allium cepa
Familia: liliáceas
Parte más rica en esencia: bulbo
Principales componentes esenciales: disulfuro de alilopropilo, aldehído, flavonoides, fructosanos, polifenoles (pirocatecol, floroglucinol, etc.).

Principales propiedades terapéuticas
Acciones en el sistema endocrino: moderadora de la glándula tiroides; estimulante del páncreas.
Acciones sobre los órganos secreto-excretores y el sistema circulatorio: regula la actividad de los riñones; protege la piel; fluidifica la sangre.
Otras acciones: afrodisíaca; antirreumática; digestiva.

87

CEDRO

Nombre en latín: Cedrus atlantica
Familia: coníferas
Parte más rica en esencia: madera
Principales componentes esenciales: hidrocarburos terpénicos, cedrol, sesquiterpenos (cadineno).
Nota: el cedrol puro cristaliza.

Principales propiedades terapéuticas
Acciones: eficaz acción terapéutica contra las dermatosis y en el tratamiento de las enfermedades del cuero cabelludo; remedio contra las picaduras de insectos; antiséptico general; antiséptico urinario y pulmonar; afrodisíaca; fungicida; tónica.

CILANTRO, CORIANDRO

Nombre en latín: Coriandrum sativum
Familia: umbelíferas
Parte más rica en esencia: semillas
Principales componentes esenciales: cilantrol, geraniol, pineno, cineol, felandreno, cimeno y terpineno, entre otras sustancias.

Principales propiedades terapéuticas
Acción en el sistema neurovegetativo: sedante del sistema simpático.

Acción sobre los órganos secreto-excretores: reguladora de la actividad intestinal.

Otras acciones: analgésica; alivia los síntomas de las enfermedades reumáticas; devuelve el apetito (antianoréxica); estimulante; tónica.

CIPRÉS

Nombre en latín: Cuprussus sempervirens
Familia: coníferas
Parte más rica en esencia: hojas, brotes
Principales componentes esenciales: pineno, terpinol, cedrol
(alcanfor de ciprés o alcohol sesquiterpénico), taninos.

Principales propiedades terapéuticas
Acción en el sistema neurovegetativo: sedante del sistema parasimpático.

Acción en el sistema endocrino: estimulante de la síntesis de hormonas femeninas.

Acciones sobre los órganos secreto-excretores y el sistema circulatorio: protectora de los pulmones; venoconstrictora.

Otras acciones: analgésica; antiespasmódica; antivírica; diurética, etc.

CITRONELA

No hay que confundirla con la melisa, la artemisa y la verbena olorosa, también llamadas citronelas.

Nombre en latín: Cymbopogon nardus
Familia: gramíneas
Parte más rica en esencia: hojas
Principales componentes esenciales: citronelal, geraniol, eugenol, metileugenol, borneol, terpenos, citral, etc.

Principales propiedades terapéuticas
Acciones: antirreumática; antiséptica; desodorante; insecticida.

CLAVO

Nombre en latín: Eugenia caryophyllata
Familia: mirtáceas
Parte más rica en esencia: capullos florales
Principales componentes esenciales: eugenol, acetileugenol, salicilato de metilo, ácido benzoico, cariofileno, furfurol, pineno, vainilla.

Principales propiedades terapéuticas
Acción en el sistema parasimpático.
     Acción sobre los órganos secreto-excretores: reguladora intestinal.
     Otras acciones: antiinfecciosa; analgésica; antiséptica; antiespasmódica; vermífuga.

COMINO

Nombre en latín: Cuminum cyminum
Familia: umbelíferas
Parte más rica en esencia: semilla
Principales componentes esenciales: aldehído cumínico (cuminol), cimeno, pineno, terpinol, etc.

Principales propiedades terapéuticas
Acciones: antirreumática; antiséptica; aperitiva; afrodisíaca; carminativa; diurética; digestiva; estomacal; tónica.

CUBEBA

Esta planta pertenece a la misma familia que la pimienta negra, pero sus indicaciones son más reducidas.

Nombre en latín: Piper cubeba
Familia: piperáceas
Parte más rica en esencia: semillas
Principales componentes esenciales: cubebina, azuleno, cineol, dipenteno, pineno, alcanfor de cubeba, etc.

Principales propiedades terapéuticas
Para conocer las propiedades terapéuticas de este esencia es indispensable consultar a un aromaterapeuta, pero puede adelantarse que es carminativa, estomacal, etc.

ELEMÍ

Nombre en latín: Canarium luzonicum
Familia: burseráceas
Parte más rica en esencia: tronco
Principales componentes esenciales: fenantreno, dipenteno, limoneno, pineno, ácidos terpénicos, etc.

Principales propiedades terapéuticas
Acciones: antiséptica; cura las quemaduras y las úlceras; cicatrizante; expectorante; béquica; estomacal; estimulante.

ENEBRO

Nombre en latín: Juniperus communis
Familia: coníferas
Parte más rica en esencia: bayas
Principales componentes esenciales: terpenos y sesquiterpenos (canfeno, casineno, pineno, etc.), alcoholes (borneol, isoborneol, cardineno, terpinol), juniperina.

Principales propiedades terapéuticas
Acción en el sistema nervioso central: estimulante.
Acción en el sistema endocrino.
Acción sobre los órganos secreto-excretores: reguladora renal.
Otras acciones: antirreumática; antiséptica; depurativa; diurética.

ENELDO

Nombre en latín: Anethum graveolens
Familia: umbelíferas
Parte más rica en esencia: semilla
Principales componentes esenciales: carvona, limoneno.

Principales propiedades terapéuticas
Acciones sobre los órganos secreto-excretores: diurética; estimulante de la digestión.
Otras acciones: contra el hipo; antiséptica; antiespasmódica; vermífuga; carminativa; cicatrizante; tónica.

ESPLIEGO

Nombre en latín: Lavandula spica
Familia: labiadas
Parte más rica en esencia: flores
Principales componentes esenciales: linalol, geraniol, cineol, borneol, terpinol, etc.

Principales propiedades terapéuticas
Para conocer las propiedades terapéuticas de esta esencia es indispensable consultar a un aromaterapeuta, pero

puede adelantarse que es antitusígena, antiespasmódica, analgésica, carminativa, colagoga, diurética, etc.

ESTORAQUE

No hay que confundir el estoraque, resina del liquidambar, con el benjuí, que es un árbol de la familia de las estirá-ceas.

Nombre en latín: Liquidambar orientalis
Familia: hamamelidáceas
Parte más rica en esencia: savia
Principales componentes esenciales: estireno, cinamatos, cinamilo, vainilla, ácidos, alcoholes, ésteres.

Principales propiedades terapéuticas
Acción: antiblenorrágica; antiséptica; cicatrizante; diurética; béquica; contra la roña (en veterinaria).

ESTRAGÓN

Nombre en latín: Artemisia dracunculus
Familia: compuestas
Parte más rica en esencia: planta con flores
Principales componentes esenciales: estragol, cimeno, fenantreno, acetato de linalilo, etc.

Principales propiedades terapéuticas
Acción en el sistema neurovegetativo: sedante del sistema parasimpático.
Acción en los órganos secreto-excretores: reguladora intestinal.

Otras acciones: antirreumática; antiespasmódica; aperitiva; diurética; favorece la menstruación; vermífuga.

EUCALIPTO

Nombre en latín: Eucalyptus globulus
Familia: mirtáceas
Parte más rica en esencia: hojas
Principales componentes esenciales: cetonas, eucaliptol (cineol), terpenos (fenantreno, canfeno), etc.

Principales propiedades terapéuticas
Acción en el sistema neurovegetativo: estimulante del sistema simpático.
Acción en el sistema endocrino: estimulante del páncreas.
Acción en los órganos secreto-excretores: protectora de los pulmones.
Otras acciones: antidiabética; analgésica; antimigraña; cicatrizante.

GÁLBANO

Nombre en latín: Ferula galbaniflua
Familia: umbelíferas
Parte más rica en esencia: tallo
Principales componentes esenciales: carvona, cadineno, cadinol, limoneno, mirceno, pineno.

Principales propiedades terapéuticas
Acciones: analgésica; antirreumática; antiséptica urinaria; antiespasmódica; cicatrizante; diurética; resolutiva.

GAULTERÍA (WINTERGREEN)

Nombre en latín: Gaultheria procumbens
Familia: ericáceas
Parte más rica en esencia: hojas
Principales componentes esenciales: ácido salicílico, cetona, terpeno, triacontano (parafina), taninos.

Principales propiedades terapéuticas
Acciones: anticelulítica; analgésica; antirreumática; antiséptica; cura las úlceras; depurativa; diurética; febrífuga; refrescante.

GERANIO

Nombre en latín: Pelargonium graveolens
Familia: geraniáceas
Parte más rica en esencia: toda la planta
Principales componentes esenciales: terpenos (pineno, fenantreno), ácidos terpénicos (citronelol), fenol (eugenol), alcoholes (linalol, geraniol, terpinol), cetonas (diacetilo, isomentona), etc.

Principales propiedades terapéuticas
Acción en el sistema simpático.
   Acciones en el sistema endocrino: estimulante de las glándulas suprarrenales; estimulante del páncreas.
   Acciones en los órganos secreto-excretores y en el sistema circulatorio: reguladora de la función renal; protectora frente a las enfermedades de la piel; propiedades cicatrizantes.
   Otras acciones: mejora las defensas del organismo; antivírica; diurética.

GUAYACO

Nombre en latín: Gaiacum officinale
Familia: cigofiláceas
Parte más rica en esencia: madera
Principales componentes esenciales: hidrocarburos terpénicos, guayacol, guayol, resinol, ácido guayáquico.

Principales propiedades terapéuticas
Acciones: antitísica; antirreumática; antiséptica urinaria; antilítica; estimulante; sudorífica.

GURJUM

Nombre en latín: Dipterocarpus alatus
Familia: diptercárpeas
Parte más rica en esencia: tronco
Principales componentes esenciales: cariofileno, gurjumeno, ácido gurjúmico, cetona, resina.

Principales propiedades terapéuticas
Acciones: analgésica; antirreumática; antiséptica urinaria; cicatrizante; protectora de la piel; protectora de los pulmones.

HINOJO

Nombre en latín: Foeniculum vulgare
Familia: umbelíferas
Parte más rica en esencia: semillas
Principales componentes esenciales: anetol, fenona, estragol, terpenos (canfeno, fenantreno, etc.), aldehído anísico, etc.

Principales propiedades terapéuticas
Acción en el sistema endocrino: reguladora de la glándula tiroides.
Acciones en los órganos secreto-excretores y circulatorios: reguladora renal; reguladora intestinal.
Otras acciones: béquica; favorece las menstruaciones; estimulante; vermífuga.

HISOPO

Nombre en latín: Hyssopus officinalis
Familia: labiadas
Parte más rica en esencia: flor
Principales componentes esenciales: cetona terpénica (pino-canfona), pineno, borneol, geraniol, etc.

Principales propiedades terapéuticas
Para conocer las propiedades terapéuticas de esta esencia es indispensable pedir consejo a un aromaterapeuta, pero puede adelantarse que es diurética, carminativa, digestiva, tónica, etc.

INCIENSO

No es el nombre de una planta, sino el de una resina.

Nombre en latín: Boswellia carteri
Familia: burseráceas
Parte más rica en esencia: tronco
Principales componentes esenciales: canfeno, dipenteno, pineno, fenantreno, alcohol cetónico (olibanol), resinas (arabinosa).

Principales propiedades terapéuticas
Acciones: antiinflamatoria; antiulcerosa; cicatrizante; oftálmica; béquica; tónica.

JARA

Nombre en latín: Cistus ladaniferus
Familia: cistáceas
Parte más rica en esencia: ramas
Principales componentes esenciales: ésteres, acetofenonas, oleorresina, sesquiterpenos, fenoles.

Principales propiedades terapéuticas
Acciones: contra quemaduras y úlceras; antidiarreica; antiséptica; antiespasmódica; cicatrizante; béquica; sedante.

JENGIBRE

Nombre en latín: Zingiber officinalis
Familia: cingiberáceas
Parte más rica en esencia: rizoma
Principales componentes esenciales: terpenos (canfeno, fenantreno, cingibereno, etc.), alcoholes terpénicos (isoborneol, linalol), etc.

Principales propiedades terapéuticas
Acción en el sistema neurovegetativo: estimulante del sistema simpático.
Acciones en el sistema endocrino: estimulante de las glándulas suprarrenales; estimulante de la síntesis de hormonas masculinas.

Acción en los órganos secreto-excretores y circulatorios: reguladora intestinal.
Otras acciones: antiescorbútica; antiséptica; afrodisíaca; febrífuga.

LAUREL

Nombre en latín: Laurus nobilis
Familia: lauráceas
Parte más rica en esencia: hojas
Principales componentes esenciales: cineol, eugenol, geraniol, linalol, fenantreno, pineno, varios alcoholes, sesquiterpenos y ácidos.

Principales propiedades terapéuticas
Acciones: analgésica; antimicótica; antirreumática; antiespasmódica; antiulcerosa; carminativa; diurética; protectora de la piel y pulmonar; estomacal.

LAVANDA

Nombre en latín: Lavandula officinalis
Familia: labiadas
Parte más rica en esencia: flores
Principales componentes esenciales: linalol, geraniol, borneol, cineol, alcanfor, acetato de linalilo, etc.

Principales propiedades terapéuticas
Para conocer las propiedades terapéuticas de esta esencia es indispensable pedir consejo a un aromaterapeuta, pero podemos decir que tiene propiedades similares al espliego.

LAVANDINA

Nombre en latín: Lavandula fragans
Familia: labiadas
Parte más rica en esencia: flores
Principales componentes esenciales: linalol, geraniol, cineol, borneol, alcanfor y acetato de linalilo, entre otras muchas sustancias.

Principales propiedades terapéuticas
Para conocer mejor las propiedades terapéuticas de esta esencia es indispensable pedir consejo a un buen aromaterapeuta; sin embargo, sí podemos adelantar que tiene propiedades similares a las que presentan otras plantas como el espliego y la lavanda.

LEMONGRÁS

Esta planta, que también ha recibido el nombre de *verbena de las Indias orientales,* no debe ser confundida bajo ningún concepto con la verbena olorosa, cuyo nombre técnico es *Lippia citriodorata.*
Nombre en latín: Cymbopogon citratus
Familia: gramíneas
Parte más rica en esencia: hojas
Principales componentes esenciales: citral, citronelal, citronelol, geraniol, nerol, terpinol, etc.

Principales propiedades terapéuticas
Acciones: antiinfecciosa; antirraquítica; antiséptica; digestiva; febrífuga; reguladora neurovegetativa; estimulante; contribuye al buen funcionamiento del estómago; vermífuga (elimina los parásitos intestinales).

LIMA

Nombre en latín: Citrus limetta
Familia: rutáceas
Parte más rica en esencia: corteza del fruto
Principales componentes esenciales: citral, limoneno, linalol, acetato de linalilo.

Principales propiedades terapéuticas
Acciones: antiafta; antiséptica; bactericida; diurética; carminativa; protectora de la piel; estimulante; estomacal; tónica.

LIMONERO

Nombre en latín: Citrus limonum
Familia: rutáceas
Parte más rica en esencia: corteza del fruto
Principales componentes esenciales: limoneno, citral, citronelal, bergamotina, diosmina, limetina y limotricina, entre otras sustancias.

Principales propiedades terapéuticas
Acción en el sistema neurovegetativo: estimulante del sistema simpático.

Acciones en el sistema endocrino: estimulante del páncreas.

Acciones en los órganos secreto-excretores y en el aparato circulatorio: estimulante del hígado; fluidificante de la sangre.

Otras acciones: contribuye al refuerzo de las defensas del organismo; antibacteriana y antivírica; diurética; febrífuga, etc.

LIRIO

Nombre en latín: Iris florentina
Familia: iridáceas
Parte más rica en esencia: rizoma
Principales componentes esenciales: ácido mirístico, irona, ionona, furfurol, naftaleno, varios ácidos, aldehídos y ésteres.

Principales propiedades terapéuticas
Acciones: contra las afecciones reumáticas; antitusiva o béguica; depurativa; diurética; expectorante; purgante; vermífuga.

MACIS

Se llama así a la «corteza» de la nuez moscada, que a grandes rasgos podemos decir que presenta las mismas propiedades que el fruto.

Nombre en latín: Myristica fragans
Familia: miristicáceas
Parte más rica en esencia: corteza
Principales componentes esenciales: miristicina, borneol, canfeno, cimol, dipenteno, eugenol, geraniol, linalol, pineno, terpinol y safrol, además de diversos ácidos que no especificaremos para no extendernos en la relación.

Principales propiedades terapéuticas
Para conocer las propiedades terapéuticas de esta esencia es indispensable pedir consejo a un aromaterapeuta, pero podemos decir que se considera digestiva, carminativa, etcétera.

MANDARINA

Nombre en latín: Citrus reticulata
Familia: rutáceas
Parte más rica en esencia: corteza del fruto
Principales componentes esenciales: limoneno, geraniol, citronelal, citral y antranilato de metilo, entre otras sustancias.

Principales propiedades terapéuticas
Acción en el sistema neurovegetativo: actúa como calmante del sistema simpático.
Otras acciones: antibacteriana; antiespasmódica; colagoga (estimula la evacuación de la bilis); digestiva; estomacal; tónica; tranquilizante; somnífera.

MANZANILLA

Nombre en latín: Anthemis nobilis
Familia: compuestas
Parte más rica en esencia: flores
Principales componentes esenciales: éster angélico, éster isobutírico, éster metilacrílico, alcohol butílico, alcohol isoamílico, antemol, azuleno, pinocarvona y pinocarveol, etcétera.

Principales propiedades terapéuticas
Acción en el sistema nervioso central: sedante.
Acción en el sistema neurovegetativo: sedante del sistema simpático.
Otras acciones: refuerzo de las defensas del organismo; antianémica; analgésica; antiinflamatoria; antiespasmódica, etc.

MEJORANA

Nombre en latín: Origanum majorana
Familia: labiadas
Parte más rica en esencia: flores
Principales componentes esenciales: carvacrol, timol, pineno, terpinol, cineol, alcanfor, borneol, sabineno, cimeno, etc.

Principales propiedades terapéuticas
Acciones en el sistema neurovegetativo: sedante del sistema simpático, estimulante del sistema parasimpático.
Acciones sobre el aparato vascular: hipotensiva (baja la tensión arterial).
Otras acciones: antimigrañas; antiespasmódica; digestiva; expectorante; somnífera.
Atención: estupefaciente con una dosis fuerte.

MELISA

Nombre en latín: Melissa officinalis
Familia: labiadas
Parte más rica en esencia: flores
Principales componentes esenciales: citral, citronelal, geraniol, limoneno, linalol, pineno y ácido succínico, entre otras sustancias.

Principales propiedades terapéuticas
Acción en el sistema neurovegetativo: sedante del sistema simpático.
Acción sobre los órganos secreto-excretores y circulatorios: estimula la síntesis de bilis.
Otras acciones: antiespasmódica; carminativa; digestiva; estomacal; tónica.

MENTA

Nombre en latín: Mentha piperita
Familia: labiadas
Partes más ricas en esencia: hojas, flores
Principales componentes esenciales: mentol, mentona, carvona, cineol, limoneno, pineno, timol, etcétera.

Principales propiedades terapéuticas
Acción en el sistema nervioso central: estimulante.
Acción en el sistema neurovegetativo: estimulante del sistema simpático (respiración); estimulante del sistema parasimpático (digestión).
Acción sobre los órganos secreto-excretores: estimula la síntesis de bilis; eficaz acción también como reguladora de la función intestinal.
Otras acciones: analgésica; antiséptica; antiespasmódica.
Atención: excitante con una dosis fuerte.

MIRRA

Nombre en latín: Gommiphora myrrha
Familia: burseráceas
Parte más rica en esencia: savia
Principales componentes esenciales: pineno, dipenteno, limoneno, cadineno, ácidos, alcoholes, aldehídos, fenol, resinas y gomas.

Principales propiedades terapéuticas
Acciones: tratamiento de afecciones pulmonares; dermatosis; antiséptica; antiespasmódica; balsámica; cicatrizante; béquica; resolutiva; tónica.

MIRTO

Nombre en latín: Myrtus communis
Familia: mirtáceas
Partes más ricas en esencia: hojas, flores
Principales componentes esenciales: cineol, mirteol, canfeno, geraniol, linalol, pineno, etc.

Principales propiedades terapéuticas
Acciones sobre los órganos secreto-excretores: antiséptico urinario; protectora pulmonar.
   Otras acciones: antiséptica; tratamiento de hemorroides; aperitiva; astringente; digestiva; sedante.

MOSTAZA

Nombre en latín: Sinapis juncea
Familia: crucíferas
Parte más rica en esencia: granos
Principales componentes esenciales: sinigrosina, isotiocianato de alilo, heterósido nitrogenado, heterósido sulfurado.

Principales propiedades terapéuticas
Acciones: analgésica; antiséptica intestinal y urinaria; revulsiva; rubefaciente; estimulante muscular y nerviosa.

Otra propiedad no terapéutica: fungicida.

NEROLÍ, O ESENCIA DE AZAHAR

Nombre en latín: Citrus bigaradia
Familia: rutáceas

Parte más rica en esencia: flores
Principales componentes esenciales: alcohol feniletílico, aldehído decílico, ésteres acéticos, ácidos, hidrocarburos, antranilato de metilo, canfeno, dipenteno, jasmona, limoneno, linalol, pineno, nerol, etc.

Principales propiedades terapéuticas
Acciones: antiespasmódica; tratamiento del estrés; depurativa; desintoxicante; digestiva; sedante; somnífera; estomacal; cardiotónica.

NIAULI

Nombre en latín: Melaleuca viridiflora
Familia: mirtáceas
Parte más rica en esencia: hojas
Principales componentes esenciales: eucaliptol, terpinol, pineno, limoneno, citreno, trementina, ésteres acético, butírico y valeriánico, sulfuros.

Principales propiedades terapéuticas
Acción en los órganos secreto-excretores y circulatorios: protectora pulmonar.
  Otras acciones: analgésica; antiinfecciosa; antirreumática; antiséptica intestinal; antiséptica urinaria; cicatrizante; vulneraria.

NUEZ MOSCADA

La nuez de la mirística tiene las mismas propiedades que las de su corteza, llamada macis. También se utiliza en homeopatía.

Nombre en latín: Myristica fragrans
Familia: miristicáceas
Parte más rica en esencia: almendra
Principales componentes esenciales: miristicina, borneol, canfeno, cimol, dipenteno, eugenol, geraniol, linalol, pineno, terpinol, safrol y otros ácidos (entre estos podemos destacar el acético, butírico, caprílico, fórmico, mirístico, etcétera).

Principales propiedades terapéuticas
Para conocer las propiedades terapéuticas de esta esencia es indispensable pedir consejo a un aromaterapeuta; sin embargo, puede adelantarse que, entre otras muchas, destacan dos: la de facilitar la digestión y la de ayudar a expulsar los gases intestinales.

ORÉGANO

Nombre en latín: Thymus capitatus
Familia: labiadas
Parte más rica en esencia: flor
Principales componentes esenciales: carvacrol, timol, terpinol, pineno, borneol, etc.

Principales propiedades terapéuticas
Acción en el sistema neurovegetativo: estimulante del sistema parasimpático.

Acción sobre los órganos secreto-excretores: actúa eficazmente como reguladora de la función intestinal, favoreciendo el buen funcionamiento del intestino.

Otras acciones: antiséptica; analgésica; antiespasmódica; emenagoga (regula la menstruacción); tónica; vermífuga (ayuda a eliminar los parásitos intestinales).

PACHULÍ

Nombre en latín: Pogostemon patchouli
Familia: labiadas
Partes más ricas en esencia: hojas y flores
Principales componentes esenciales: hidrocarburos, sesquiter-
penos (como el pachulol o alcanfor de pachulí), cadineno,
carvona, cariofileno, eugenol, humuleno, aldehídos, etc.

Principales propiedades terapéuticas
Acciones: antiséptica; antiinfecciosa; antiinflamatoria;
cicatrizante; regeneradora de los tejidos; tónica.

Otra propiedad no terapéutica: fungicida.

PALMARROSA

Nombre en latín: Cymbopogon martini
Familia: gramíneas
Partes más ricas en esencia: tallo y hojas
Principales componentes esenciales: ésteres, citronelol,
dipenteno, farnesol, geraniol, etc.

Principales propiedades terapéuticas
Acciones: antiséptica; antiinfecciosa; digestiva; febrífuga;
hidratante; protectora de la piel; refrescante; estomacal;
vermífuga.

PEREJIL

Nombre en latín: Petroselinum sativum
Familia: umbelíferas

Parte más rica en esencia: semillas
Principales componentes esenciales: apiol (alcanfor de perejil), miristicina, pineno, ácido, etc.

Principales propiedades terapéuticas
Para conocer las propiedades terapéuticas de esta esencia es indispensable pedir consejo a un aromaterapeuta, pero puede considerarse aperitivo, diurético, emenagogo, etc.

PIMENTERO

Nombre en latín: Piper nigrum
Familia: piperáceas
Parte más rica en esencia: frutos (granos)
Principales componentes esenciales: piperina, ácido pipérico, piperidina, piperonal, etc.

Principales propiedades terapéuticas
Acciones: analgésica; antifatiga; antiséptica urinaria; afrodisíaca; carminativa; digestiva; febrífuga; béquica; estimulante.

PINO SILVESTRE

Nombre en latín: Pinus sylvestris
Familia: coníferas
Partes más ricas en esencia: hojas y yemas
Principales componentes esenciales: acetato de bornilo, terpenos (casineno, dipenteno, fenantreno, pineno, silvestreno, etc.).

Principales propiedades terapéuticas
Acción en el sistema simpático: estimulante.

Acción en las glándulas suprarrenales.
Acción en los órganos secreto-excretores y circulatorios: protectora de los pulmones; hipertensiva (aumenta la tensión arterial).
Otras acciones: refuerzo de las defensas del organismo; antiinfecciosa; antirraquítica.

RÁBANO

Nombre en latín: Cochlearia amoracia
Familia: crucíferas
Parte más rica en esencia: raíz
Principales componentes esenciales: sinigrocida, isotiocianato de alilo y de butilo.

Principales propiedades terapéuticas
Acciones: antianémica; antiséptica; antiescorbútica; aperitiva; diurética; fortificante del cuero cabelludo; revulsiva; estimulante; estomacal; tónica.

ROMERO

Nombre en latín: Rosmarinus officinalis
Familia: labiadas
Parte más rica en esencia: hojas
Principales componentes esenciales: acetato de bornilo, borneol, canfeno, alcanfor, cineol, pineno.

Principales propiedades terapéuticas
Acción en el sistema nervioso central: estimulante.
Acciones en el sistema neurovegetativo: estimulante del sistema simpático; estimulante del sistema parasimpático.

Acciones en el sistema endocrino: estimulante del páncreas; estimulante de las glándulas suprarrenales; estimula la síntesis de hormonas masculinas.

Acciones en los órganos secreto-excretores: estimulante del hígado; colagoga; reguladora renal, antigota y antirreumática; protectora de la piel y sudorífica, etc.

ROSA

Nombre en latín: Rosa damascena
Familia: rosáceas
Parte más rica en esencia: flores
Principales componentes esenciales: citronelol, geraniol, rodinol, eugenol, farnesol, linalol, nerol, varios ácidos, alcoholes, hidrocarburos, aldehídos, etc.

Principales propiedades terapéuticas
Acciones: hemostática; antiséptica; afrodisíaca; astringente; cicatrizante; fortificante; béquica; purgante; tónica; vulneraria.

SALVIA

Nombre en latín: Salvia officinalis
Familia: labiadas
Partes más ricas en esencia: hojas y flores
Principales componentes esenciales: borneol, cineol, pineno, flavonoides, picrosalvina, tuyona, etc.

Principales propiedades terapéuticas
Para conocer las propiedades terapéuticas de esta esencia es indispensable pedir consejo a un aromaterapeuta, pero

destacan las siguientes: reguladora de la menstruación, antisudorípara, tónica, digestiva, antiglucemiante, etc.

SÁNDALO

Nombre en latín: Santalum album
Familia: santaláceas
Parte más rica en esencia: madera
Principales componentes esenciales: santalol, fusanol y ácidos.

Principales propiedades terapéuticas
Acciones: antibronquítica; antidiarreica; antiséptica; afrodisíaca; astringente; diurética; tónica; estimulante.

SASAFRÁS

Nombre en latín: Sassafras officinalis
Familia: lauráceas
Partes más ricas en esencia: madera y raíz
Principales componentes esenciales: safrol, pineno, felandreno, eugenol, cadineno, alcanfor.

Principales propiedades terapéuticas
Acciones: analgésica; tratamiento contra las picaduras de insectos; antirreumática; antiséptica; diurética; carminativa; rubefaciente; estimulante; sudorífica; tónica.

SERPOL

Nombre en latín: Thymus serpyllum
Familia: labiadas

Parte más rica en esencia: flores
Principales componentes esenciales: timol, carvacrol, cimol, borneol, linalol, geraniol, terpinol.

Principales propiedades terapéuticas
Acciones: antiséptica; antiespasmódica; vermífuga; carminativa; diurética; expectorante; hemostática; tónica.

TILO

Nombre en latín: Tilia europaea
Familia: tiliáceas
Partes más ricas en esencia: flores, savia
Principales componentes esenciales: farnesol, vainilla, pigmentos flavónicos, etc.

Principales propiedades terapéuticas
Para conocer las propiedades terapéuticas de esta esencia es indispensable acudir a un aromaterapeuta, pero tiene efectos sedantes y antiacidez de estómago.

TOMILLO

Nombre en latín: Thymus vulgaris
Familia: labiadas
Partes más ricas en esencia: hojas y flores
Principales componentes esenciales: timol, carvacrol, pineno, cimeno, borneol, linalol, cineol, mentol.

Principales propiedades terapéuticas
Acciones en el sistema neurovegetativo: sedante del sistema parasimpático.

Acciones en los órganos secreto-excretores y circulatorios: estimula la síntesis de bilis; reguladora intestinal. Otras acciones: refuerza las defensas del organismo; antiinflamatoria; aperitiva; antiespasmódica; diurética; expectorante, etc.

TREMENTINA

Nombre en latín: Pinus palustris
Familia: coníferas
Parte más rica en esencia: savia
Principales componentes esenciales: terpenos y sesquiterpenos, borneol, ácidos, etc.

Principales propiedades terapéuticas
Acciones: tratamiento contra las afecciones pulmonares; antineurálgica; combate los síntomas de las enfermedades reumáticas; antiséptica; bactericida; expectorante; béquica; protectora de la piel; vermífuga.

TUYA

Nombre en latín: Thuya occidentalis
Familia: coníferas
Parte más rica en esencia: hojas
Principales componentes esenciales: pineno, borneol, fenchona, tuyona, bornilo, taninos.

Principales propiedades terapéuticas
Acción: antialérgica; antirreumática; drenante; diurética; expectorante; sudorífica; estimulante; tónica general; vermífuga.

VERBENA

No hay que confundir esta planta con la verbena de Indias o lemongrás.

Nombre en latín: Lippia citriodorata
Familia: verbenáceas
Parte más rica en esencia: flores
Principales componentes esenciales: citral, cineol, limoneno, linelol, geraniol, nerol, terpinol, etc.

Principales propiedades terapéuticas
Acciones: antiséptica; antiespasmódica; carminativa; cicatrizante; desinfectante; digestiva; galactógena; sedante; estomacal; tónica.

YLANG-YLANG

Nombre en latín: Unona odorantissima
Familia: anonáceas
Parte más rica en esencia: flores
Principales componentes esenciales: linalol, safrol, eugenol, pineno, sesquiterpenos, cadineno, benzoato de benzilo, geraniol, cresol, cariofileno, borneol, etc.

Principales propiedades terapéuticas
Para conocer las propiedades terapéuticas de esta esencia es indispensable consultar a un aromaterapeuta, pero adelantaremos que es antidepresiva, afrodisíaca, sedante, etc.

TABLA RESUMEN

Nombre común	Nombre científico	Parte de la planta utilizada
Abedul	*Betula alba*	Corteza
Abeto blanco	*Abies alba*	Yemas y hojas
Abrótano hembra	*Santolina chamoecyparissus*	Semillas
Ajedrea	*Satureia hortensis*	Plantas con flores
Ajo	*Allium sativum*	Dientes triturados
Albahaca	*Ocimum basilicum*	Partes altas florecidas
Alcanfor de Japón		
Alcaravea de prado	*Carum carvi*	Semillas
Angélica	*Angelica officinalis*	Raíz
Anís	*Pimpinella anisum*	Semillas maduras y secas
Apio	*Apium graveolens*	Semillas
Apio de montaña	*Levisticum officinale*	Raíz
Artemisa	*Artemisia vulgaris*	Planta con flores
Badiana	*Illicum verum*	Fruto
Bálsamo de Canadá	*Abies balsamifera*	Resina
Bálsamo de Copaiba	*Copaifera officinalis*	Tronco
Bálsamo de Perú	*Myroxylon balsamum*	Resina
Bálsamo de Tolú	*Myroxylon toluiferum*	Resina
Bayas de santo Tomás	*Pimenta acris*	Hojas
Benjuí	*Styrax benjoin*	Resina
Bergamota	*Citrus bergamina*	Corteza del fruto
Borneol	*Drybalanops camphora*	Tronco
Buchu	*Barosma betullina*	Hojas

Nombre común	Nombre científico	Parte de la planta utilizada
Cálamo aromático	*Acorus calamus*	Rizomas
Canela de Ceilán	*Cinnamomum zeylanicum*	Corteza
Cardamomo	*Elettia cardamomum*	Semillas
Cayeputi	*Melaleuca leucadendron*	Hojas y tallo
Cebolla	*Allium cepa*	Bulbo
Cedro	*Cedrus atlantica*	Madera
Cilantro	*Coriandrum sativum*	Semillas
Ciprés	*Cupressus sempervirens*	Ramas y hojas secas
Citronela	*Cymbopogon nardus*	Hojas
Clavero	*Eugenia caryophyllata*	Capullos secos
Comino	*Cuminum cyminum*	Semillas
Cubeba	*Piper cubeba*	Semillas
Elemí	*Canarium luzonicum*	Tronco
Enebro	*Juniperus communis*	Bayas
Eneldo	*Anethum graveolens*	Semillas
Espliego	*Lavandula spica*	Sumidades floridas
Estoraque	*Liquidambar orientalis*	Savia
Estragón	*Artemisia dracunculus*	Planta con flores
Eucalipto	*Eucalyptus globulus*	Hojas
Gálbano	*Ferula galbaniflua*	Goma
Gaultería	*Gaultheria procumbens*	Hojas
Geranio	*Pelargonium graveolens*	Planta
Guayaco	*Gaiacum officinale*	Madera
Gurjum	*Dipterocarpus alatus*	Tronco
Hinojo	*Foeniculum vulgare*	Semillas
Hisopo	*Hyssopus officinalis*	Planta con flores
Incienso	*Boswellia carteri*	Tronco
Jara	*Cistus ladaniferus*	Hojas y sumidades floridas
Jengibre	*Zingiber officinalis*	Rizomas
Laurel	*Laurus nobilis*	Hojas

Nombre común	Nombre científico	Parte de la planta utilizada
Lavanda	*Lavandula officinalis*	Sumidades floridas
Lavandina	*Lavandula fragans*	Flores
Lemongrás	*Cymbopogon citratus*	Hojas
Lima	*Citrus limetta* Corteza	del fruto
Limonero	*Citrus limonum*	Corteza del fruto
Lirio	*Iris florentina*	Rizoma
Macis	*Myristica fragans*	Corteza de la nuez moscada
Mandarina	*Citrus reticulata*	Corteza del fruto
Manzanilla	*Anthemis nobilis*	Flores
Mejorana	*Origanum majorana*	Sumidades floridas
Melisa	*Melissa officinalis*	Hojas
Menta	*Mentha piperita*	Planta con flores
Mirra	*Gommiphora myrrha*	Goma
Mirto	*Myrtus communis*	Hojas y flores
Mostaza	*Sinapis juncea*	Semillas
Naranjo agrio	*Citrus bigaradia*	Flores
Niauli	*Melaleuca viridiflora*	Hojas
Nuez moscada	*Myristica fragrans*	Fruto
Orégano	*Thymus capitatus*	Planta con flores
Pachulí	*Pogostemon patchouli*	Hojas y flores
Palmarrosa	*Cymbopogon martini*	Planta entera
Perejil	*Petroselinum sativum*	Semillas
Pimienta	*Piper nigrum*	Frutos maduros secos y triturados
Pino silvestre	*Pinus sylvestris*	Hojas y yemas
Rábano	*Cochearia amoracia*	Raíz
Romero	*Rosmarinus officinalis*	Tallos y hojas
Rosa	*Rosa damascena*	Flores
Salvia	*Salvia officinalis*	Sumidades floridas
Sándalo	*Santalum album*	Madera

Nombre común	Nombre científico	Parte de la planta utilizada
Sasafrás	*Sassafrás officinalis*	Madera
Serpol	*Thymus serpyllum*	Flores
Tilo	*Tilia europaea*	Flores
Tomillo	*Thymus vulgaris*	Planta con flores
Trementina	*Pinus palustris*	Savia
Tuya	*Thuya occidentalis*	Hojas
Verbena	*Lippia citriodorata*	Planta con flores
Ylang-ylang	*Unona odorantissima*	Flores

Conclusión

La aromaterapia es una ciencia a la vez simple y complicada. Simple, ya que es practicada todos los días por numerosas amas de casa que añaden a sus platos perejil, estragón y otras plantas aromáticas para estimular el apetito y facilitar la digestión.
Complicada, ya que no puede aprenderse en los libros. Tan sólo el aprendizaje que se apoye en la experiencia de los buenos aromaterapeutas puede llevar a una práctica seria. Quizás interese a los estudiantes de medicina saber que hay un departamento de «aromaterapia» en la universidad de París-Norte Bobigny. Esto no significa que esta terapia esté reservada sólo a los médicos, ya que también se organizan cursillos para auxiliares de la salud (enfermeros, kinesiterapeutas, osteópatas, acupuntores, etc.) e incluso para aficionados «iluminados».
Para finalizar, es preciso recordar las palabras del doctor Jean Valnet, impulsor de la aromaterapia en Francia: «La aromaterapia es una fuente permanente de sorpresas, y su utilización bien comprendida da resultados a veces insospechados.»

Anexos

Glosario de las propiedades terapéuticas de las plantas y de las esencias

Afrodisíaca: estimula el deseo sexual.

Anafrodisíaca: disminuye el deseo sexual.

Analéptica: restablece la fuerza del organismo.

Analgésica: suprime la sensación de dolor.

Antianoréxica: devuelve el apetito.

Antiescorbútica: elimina los efectos de la carencia de vitamina C.

Antiespasmódica: calma los espasmos musculares.

Antiflogística: reduce la inflamación.

Antiséptica: impide el desarrollo microbiano.

Antisudorífica: disminuye la transpiración.

Aperitiva: estimula el apetito.

Ascaricida: ayuda a expulsar los parásitos intestinales.

Astringente: detiene o bloquea una secreción.

Bactericida: ataca las bacterias.

Bacteriostática: interrumpe la división de las bacterias.

Balsámica: calma las inflamaciones de las mucosas respiratorias.

Béquica: calma la tos.

Carminativa: expulsa los gases intestinales.

Cefálica: calma los dolores de cabeza.

Cicatrizante: acelera el proceso de cicatrización.

Colagoga: estimula la evacuación de la bilis de la vesícula biliar al duodeno.

Colerética: aumenta la secreción de la bilis.

Cordial: estimula y fortifica.

Depurativa: purifica la sangre.

Diaforética (sudorífica): favorece la transpiración cutánea.

Digestiva: mejora la digestión.

Diurética: estimula la secreción de la orina.

Emenagoga: regula la menstruación.

Emética: provoca el vómito.

Emoliente: calma la inflamación.

Estomacal: facilita el funcionamiento del estómago.

Estornutatoria: provoca el estornudo.

Eupéptica: favorece la digestión.

Expectorante: facilita la expectoración.

Febrífuga: baja la fiebre.

Fortificante: devuelve la fuerza.

Galactogoga: aumenta la secreción de leche.

Hemolítica: destruye los glóbulos blancos.

Hemostática: frena las hemorragias.

Hepática: estimula el hígado.

Hipnótica: provoca el sueño.

Hipoglucemiante: disminuye la cantidad de glucosa en la sangre.

Laxante: purga suavemente.

Purgante drástico: purga enérgicamente.

Refrescante: disminuye la inflamación.

Resolutiva: suprime las obstrucciones.

Revulsiva: decongestiona los órganos internos.

Rubefaciente: estimula la circulación capilar en una zona determinada.

Sedante: calma el dolor.

Tónica (estimulante): aporta energía, a una parte o al organismo en general.

Vermífuga: expulsa o elimina las lombrices intestinales.

Vulneraria: aplicada externamente, cura heridas cutáneas.

	Abrótano hembra	Ajedrea	Ajo	Albahaca	Alcaravea	Anís	Bergamota	Borneol	Canela de Ceilán	Cayeputi	Cebolla	Cenizo, ceniglo	Cilantro	Ciprés	Clavo	Enebro	Estragón	Eucalipto
Adelgazante											•							
Afrodisíacas		•				•			•		•				•	•		
Analgésicas			•								•				•	•		
Antianémicas			•															
Antiartríticas			•															
Anticancerígenas			•								•			•	•			
Antidiabéticas			•								•							
Antidiarreicas			•		•						•				•	•		
Antidisentérica			•									•						
Antiepidémicas (véase antiinfecciosas)																		
Antiesclerosas			•								•							
Antiescorbúticas											•							
Antiespasmódica	•	•		•	•	•	•		•	•	•				•	•		
Antigota		•	•						•									
Antigripe								•	•	•	•				•			•
Antiinfecciosas			•					•							•	•		
Antilechosa																		
Antilítica biliar											•							
Antilítica urinaria			•													•		
Antimigrañas																		
Antineurálgica (véase analgésico)																		
Antioftálmicas																		
Antiparasitarias			•		•				•						•	•		•
Antipruriginosas																		
Antirraquíticas											•							
Antirreumáticas			•						•	•					•	•		•
Antisépticas gen.		•	•	•			•	•	•	•					•	•		
Antisép. hepática																		
Antisép. intestinal		•							•	•	•				•	•	•	
Antisép. pulmonar			•							•	•							•

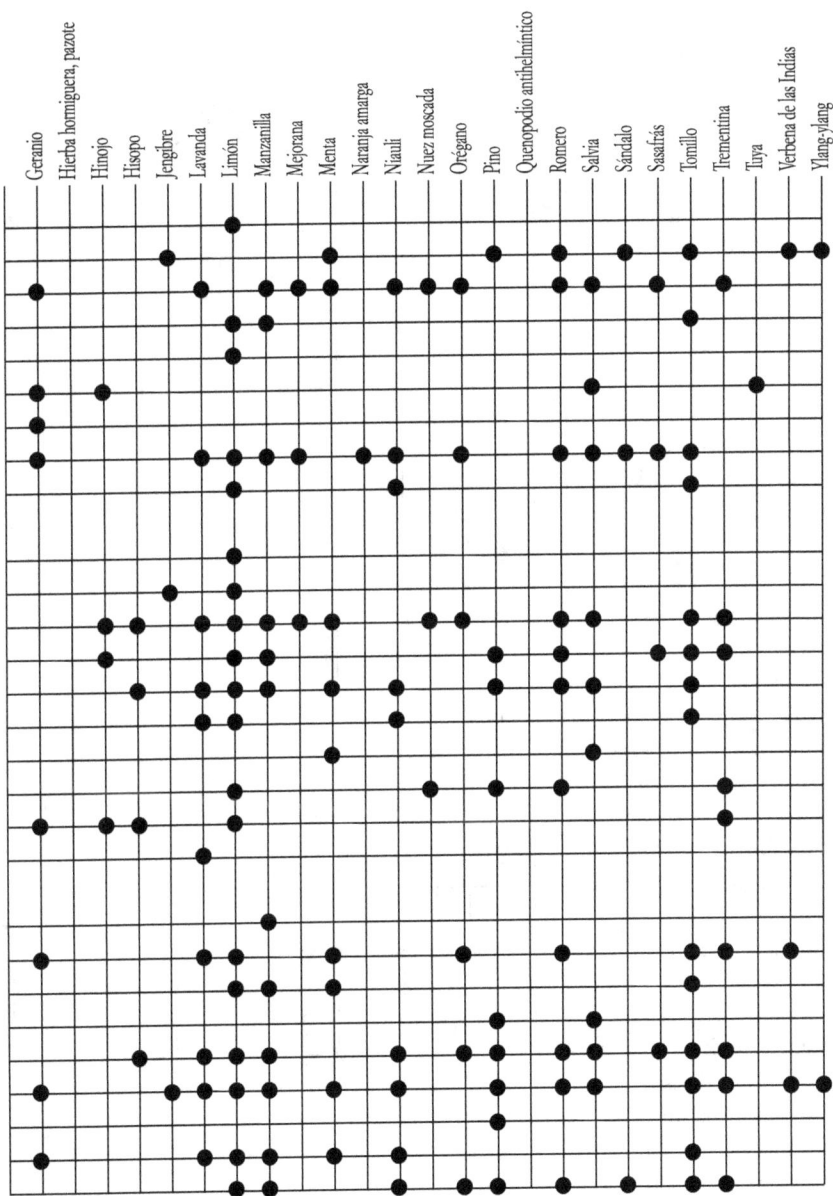

Geranio   Hierba hormiguera, pazote   Hinojo   Hisopo   Jengibre   Lavanda   Limón   Manzanilla   Mejorana   Menta   Naranja amarga   Niaulí   Nuez moscada   Orégano   Pino   Quenopodio antihelmíntico   Romero   Salvia   Sándalo   Sasafrás   Tomillo   Trementina   Tuya   Verbena de las Indias   Ylang-ylang

127

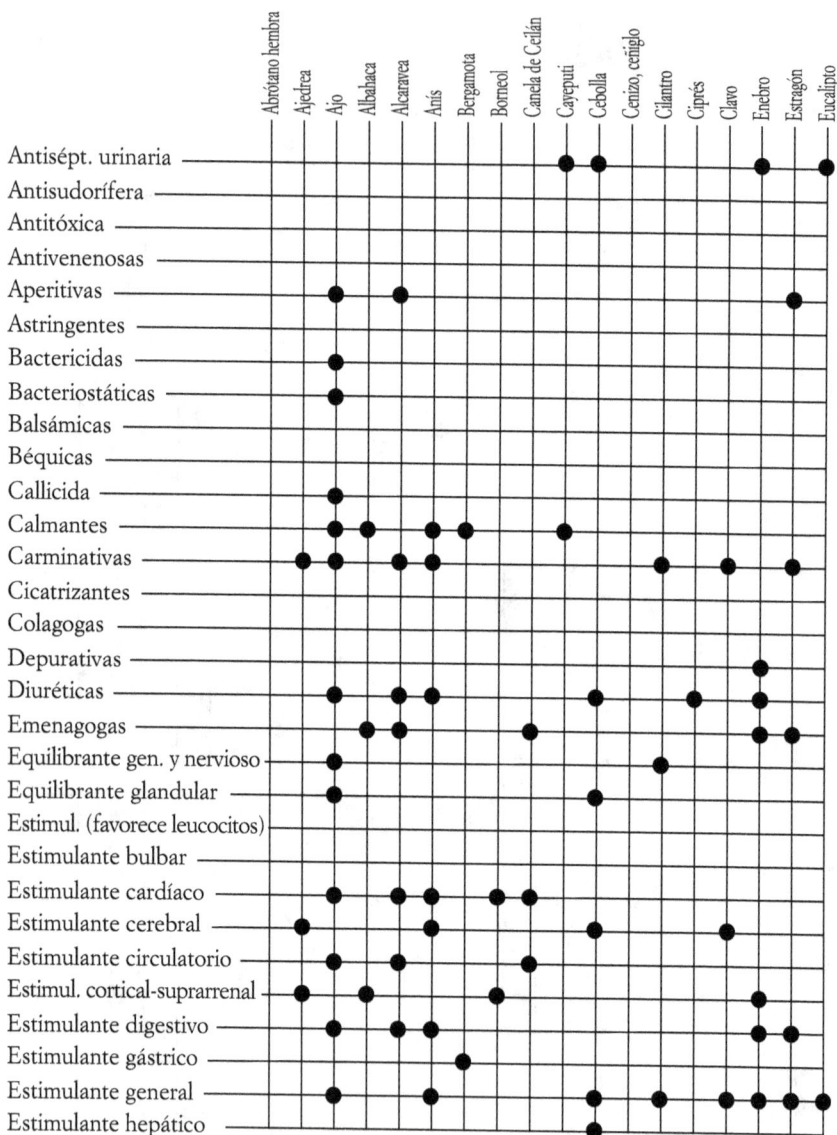

	Abrótano hembra	Ajedrea	Ajo	Albahaca	Alcaravea	Anís	Bergamota	Borneol	Canela de Ceilán	Cayeputi	Cebolla	Cenizo, ceñiglo	Cilantro	Ciprés	Clavo	Enebro	Estragón	Eucalipto
Antisépt. urinaria										•	•					•		•
Antisudorífera																		
Antitóxica																		
Antivenenosas																		
Aperitivas			•		•												•	
Astringentes																		
Bactericidas			•															
Bacteriostáticas			•															
Balsámicas																		
Béquicas																		
Callicida			•															
Calmantes			•	•		•	•			•								
Carminativas		•	•		•	•							•			•		•
Cicatrizantes																		
Colagogas																		
Depurativas																•		
Diuréticas			•		•	•					•			•		•		
Emenagogas		•		•					•							•		•
Equilibrante gen. y nervioso		•										•						
Equilibrante glandular		•										•						
Estimul. (favorece leucocitos)																		
Estimulante bulbar																		
Estimulante cardíaco			•		•	•		•										
Estimulante cerebral	•					•					•				•			
Estimulante circulatorio			•		•				•									
Estimul. cortical-suprarrenal	•			•				•								•		
Estimulante digestivo			•		•	•										•		
Estimulante gástrico						•												
Estimulante general			•			•					•		•		•		•	•
Estimulante hepático											•							

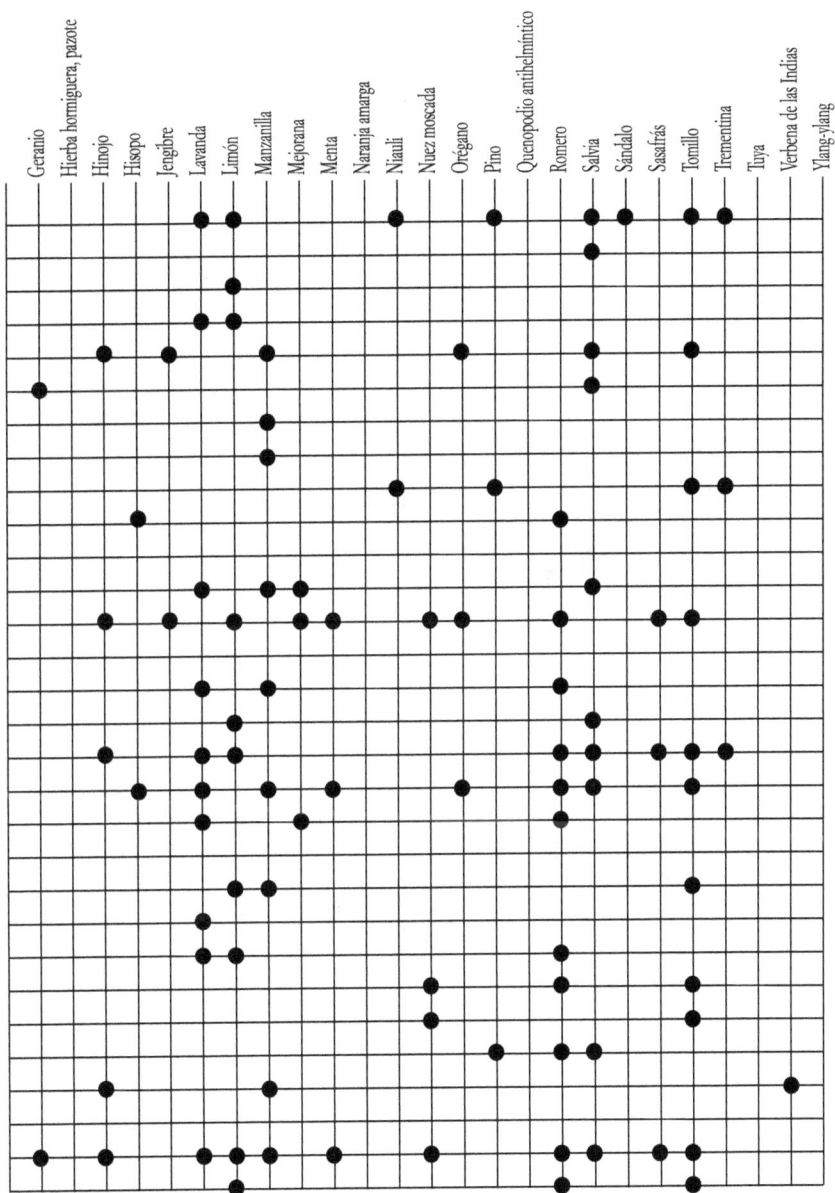

Geranio

Hierba hormiguera, pazote

Hinojo

Hisopo

Jengibre

Lavanda

Limón

Manzanilla

Mejorana

Menta

Naranja amarga

Niauli

Nuez moscada

Orégano

Pino

Quenopodio antihelmíntico

Romero

Salvia

Sándalo

Sasafrás

Tomillo

Trementina

Tuya

Verbena de las Indias

Ylang-ylang

129

	Abrótano hembra	Ajedrea	Ajo	Albahaca	Alcaravea	Anís	Bergamota	Borneol	Canela de Ceilán	Cayeputi	Cebolla	Ceniza, ceñiglo	Cilantro	Ciprés	Clavo	Enebro	Estragón	Eucalipto
Estimulante pancreático																		
Estimulante renal											●							
Estimulante respiratorio			●		●	●			●									
Estimulante sist. nervioso						●					●					●		
Estomacales		●	●	●	●	●			●		●		●		●		●	●
Expectorantes			●								●							●
Febrífugas		●																●
Fluidificantes de la sangre																		
Galactogogas					●	●												
Hemostáticas								●						●		●		
Hipertensoras				●														
Hipnóticas		●																
Hipotensoras																		
Refrescantes																		
Remineralizante																		
Resolutivas		●									●							
Revulsivas																		
Sedantes																		
Sudoríficas														●		●		
Tónicas (véase *estimulantes*)																		
Tónica del sist. simpático																		
Tónica uterina														●				
Tónica venosa														●				
Vasoconstrictora														●				
Vasodilatadora				●														
Vermífugas	●	●	●		●	●		●	●		●				●		●	●
Vulnerarias		●																

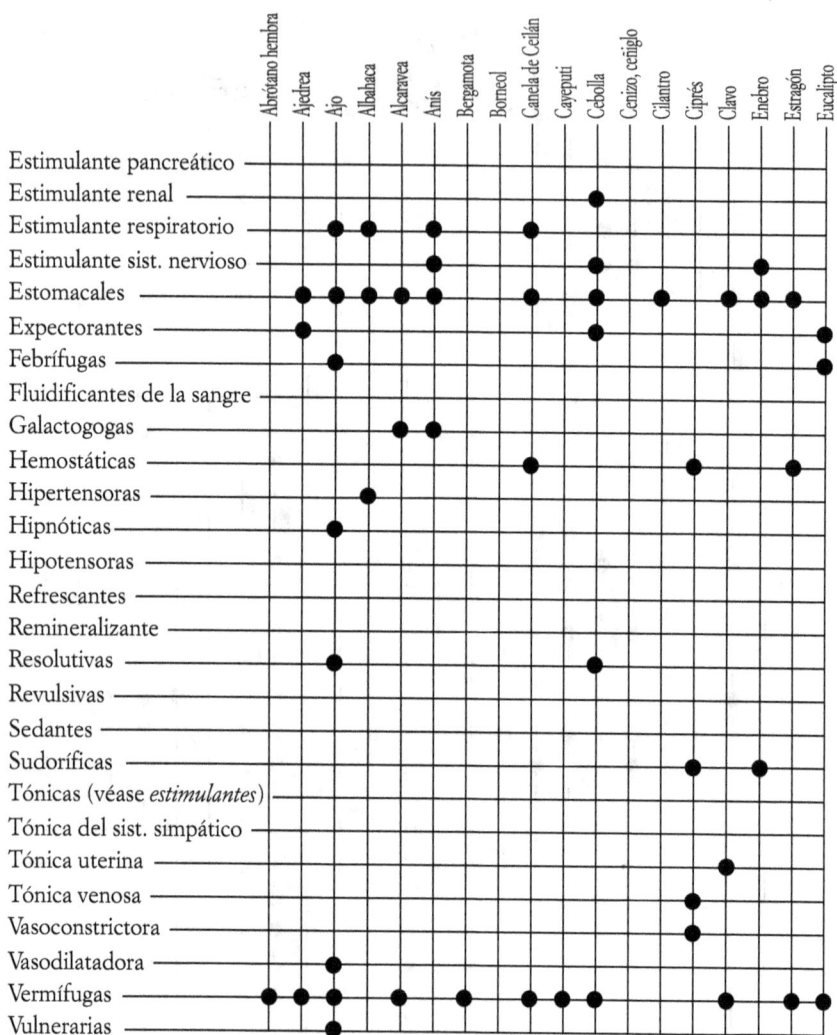

Fuente: Dr. Valnet/N

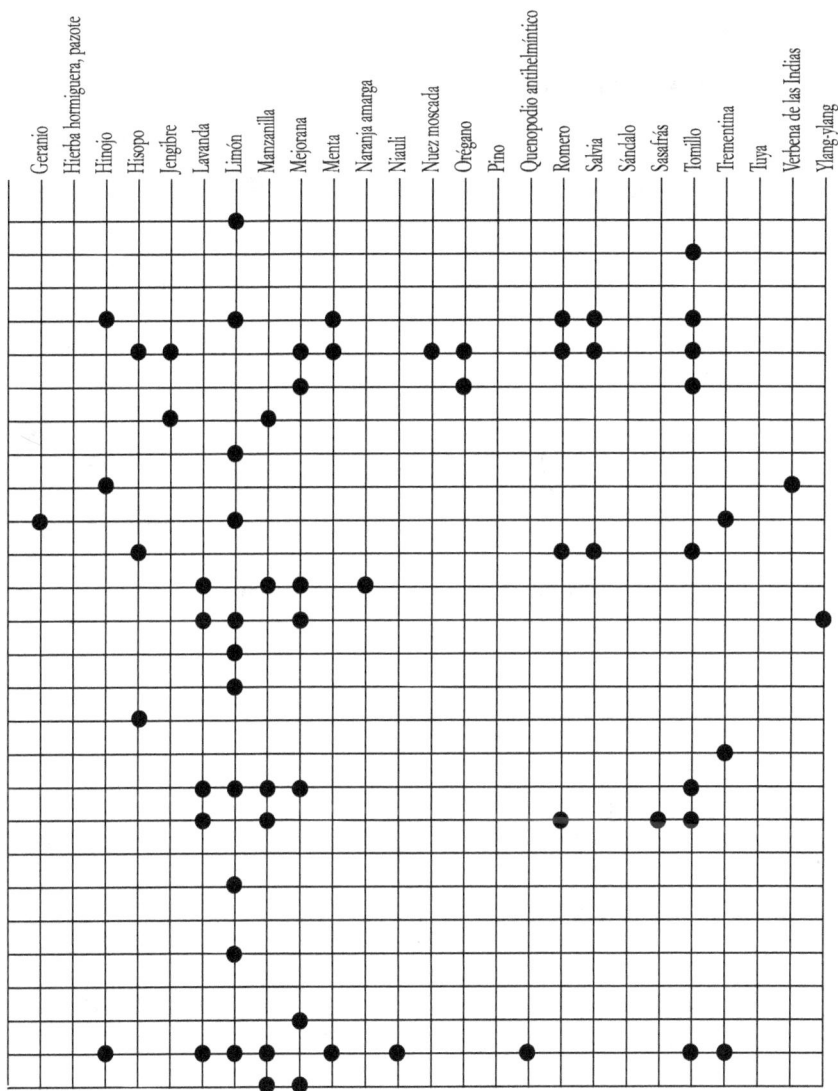

Principales propiedades terapéuticas de las esencias

Afrodisíaca: anís, borneol, canela, apio, hinojo, jengibre, clavo, mejorana, menta, nuez moscada, azahar, cebolla, romero, rosa, ajedrea, verbena, ylang-ylang.

Analgésica: anís, badiana, borneol, manzanilla, alcanfor, eucalipto, guayaco, jengibre, clavo, laurel, lavandina, macis, menta, nuez moscada, orégano, romero, ajedrea, salvia, serpol, tomillo, gaultería.

Antianémica: angélica, albahaca, borneol, zanahoria, apio, limón, cilantro, cubeba, comino, hinojo, jengibre, clavo, hisopo, lavanda, lemongrás, lima, macis, mandarina, mejorana, menta, nuez moscada, cebolla, naranja, orégano, perejil, rábano, romero, ajedrea, salvia, serpol, tuya, tomillo.

Antianoréxica: angélica, anís, albahaca, borneol, cardamomo, limón, cubeba, hinojo, jengibre, hisopo, lavanda, macis, mandarina, mejorana, menta, cebolla, naranja, perejil, romero, ajedrea, salvia, serpol, tuya, tomillo, verbena.

Antiasténica: angélica, anís, albahaca, borneol, manzanilla, zanahoria, apio, limón, cilantro, cubeba, estragón, eucalipto, hinojo, jengibre, clavo, hisopo, lavanda, macis, mandarina, mejorana, melisa, menta, nuez moscada, azahar, cebolla, orégano, perejil, pino, rábano, romero, ajedrea, sasafrás, salvia, serpol, tomillo, verbena.

Antibacteriana: orégano, canela, tomillo, ajedrea, clavo, limón, cayeputi, lavanda, niauli, pino, sándalo.

Antibronquítica: ajo, eneldo, angélica, anís, espliego, albahaca, bálsamo de Canadá, bálsamo de Tolú, borneol, cayeputi, alcanfor, canela, zanahoria, cedro, jara, limón, incienso, eucalipto, hinojo, clavo, gurjum, hisopo, lirio, laurel, lavanda, lavandina, mejorana, menta, nuez moscada, mirra, mirto, niauli, cebolla, orégano, pino, pimienta, rábano, romero, sasafrás, salvia, serpol, estoraque, trementina, tomillo.

Anticancerígeno: ajo, ciprés, estragón, geranio, clavo, hisopo, cebolla, salvia, tuya.

Antidiabética: eucalipto, enebro, geranio, cebolla.

Antiespasmódica: angélica, albahaca, bergamota, ciprés, estragón, lavanda, mejorana, melisa, orégano, salvia, verbena.

Antiestrés: angélica, anís, artemisa, badiana, albahaca, cardamomo, jara, cilantro, estragón, hinojo, jengibre, hisopo, lavanda, mandarina, mejorana, melisa, menta, azahar, naranja, perejil, romero, tuya, tomillo, verbena.

Antiinfecciosa: ajo, borneol, cayeputi, limón, eucalipto, enebro, clavo, lavanda, niauli, tomillo.

Antiinflamatoria: manzanilla, canela, matricaria, romero, ajedrea, tomillo.

Antilítica biliar: limón, nuez moscada, cebolla, pino, romero, trementina.

Antilítica urinaria: ajo, limón, hinojo, enebro, geranio, hisopo.

Antimigraña: angélica, albahaca, canela, manzanilla, limón, ciprés, eucalipto, geranio, clavo, hisopo, lavanda, mejorana, melisa, menta, orégano, pino, romero, ajedrea, salvia, tomillo, verbena.

Antiobesidad: ajo, apio, limón, enebro, lavanda, cebolla, naranja, orégano, romero, salvia, tuya, tomillo.

Antipicaduras de insectos: limón, lavanda, ajedrea, salvia.

Antiquemaduras: espliego, bálsamo de Canadá, bálsamo de Perú, bálsamo de Tolú, manzanilla, limón, ciprés, eucalipto, geranio, clavo, hisopo, lavanda, lavandina, menta, niauli, orégano, palmarrosa, pachulí, perejil, romero, rosa, ajedrea, salvia, serpol, tomillo.

Antirreumática: angélica, borneol, abedul, manzanilla, alcanfor, apio, limón, estragón, hinojo, guayaco, gálbano, enebro, lavanda, apio de montaña, macis, menta, nuez moscada, cebolla, orégano, pino, pimienta, romero, ajedrea, sasafrás, salvia, serpol, tomillo, gaultería.

Antiséptica: ajo, albahaca, bergamota, borneol, cayeputi, manzanilla, canela, limón, estragón, eucalipto, enebro, geranio, jengibre, clavo, lavanda, menta, niauli, cebolla, pino, romero, ajedrea, salvia, trementina, tomillo, verbena, ylang-ylang.

Antivírica: limón, ciprés, eucalipto, geranio, romero, salvia, tuya, tomillo.

Aperitiva: ajo, angélica, anís, cálamo, manzanilla, cardamomo, alcaravea, limón, cilantro, estragón, hinojo, clavo, hisopo, laurel, lavanda, macis, mandarina, mejorana, melisa, menta, nuez moscada, mirto, cebolla, orégano, pimienta, rábano, romero, ajedrea, salvia, serpol, tomillo, verbena.

Carminativa: anís, limón, cilantro, nuez moscada, romero, ajedrea.

Cicatrizante: ajo, eneldo, anís, espliego, bálsamo de Canadá, bálsamo de Perú, bálsamo de Tolú, benjuí, bergamota, cayeputi, manzanilla, jara, limón, ciprés, elemí, geranio, clavo, hisopo, lavanda, lavandina, menta, mirra, niauli, naranja, orégano, palmarrosa, pachulí, romero, rosa, ajedrea, salvia, serpol, estoraque, tomillo.

Estimulante de la evacuación biliar: matricaria, menta, romero.

Estimulante de las defensas del organismo: abedul, manzanilla, limón, geranio, pino, ajedrea, tuya, tomillo.

Estimulante de la glándula tiroides: ajo, anís, menta.

Estimulante de las glándulas suprarrenales: albahaca, canela, geranio, jengibre, pino, romero, ajedrea, tomillo.

Estimulante del hígado: limón, matricaria, romero.

Estimulante del páncreas: limón, eucalipto, geranio, enebro, cebolla, romero, salvia.

Estimulante de la síntesis de bilis: lavanda, matricaria, melisa, menta, romero, salvia, tomillo.

Estimulante de la síntesis de hormonas femeninas: ginseng, regaliz, salvia.

Estimulante del sistema nervioso central: albahaca, canela, enebro, hisopo, menta, romero.

Estimulante del sistema parasimpático: clavo, mejorana, orégano, romero, verbena.

Estimulante del sistema simpático: albahaca, canela, limón, geranio, jengibre, pino silvestre, romero, salvia.

Estomacal: albahaca, canela, enebro, jengibre, clavo, hisopo, mejorana, menta, cebolla.

Fluidificantes de la sangre: ajo, angélica, naranja amarga, limón, lavanda, matricaria, cebolla, naranjo amargo.

Galactógena: eneldo, anís, alcaravea, comino, hinojo.

Hipertensiva: canela, pino, romero, ajedrea, salvia, tomillo.

Hipotensiva: ajo, limón, lavanda, mejorana, ylang-ylang.

Moderadora de la glándula tiroides: comino, hinojo, cebolla.

Moderadora de las glándulas suprarrenales: angélica, lavanda, verbena, ylang-ylang.

Protectora de la piel: zanahoria, geranio, enebro, lavanda, niauli, romero, salvia.

Protectora pulmonar: ciprés, eucalipto, hisopo, pino, trementina.

Reguladora intestinal: albahaca, bergamota, alcaravea, estragón, hinojo, enebro, jengibre, clavo, menta, nuez moscada, orégano, tomillo.

Reguladora renal: angélica, abedul, hinojo, enebro, geranio, lavanda, apio de montaña, cebolla, perejil, romero, tomillo.

Sedante del sistema nervioso central: angélica, manzanilla, lavanda.

Sedante del sistema parasimpático: angélica, alcaravea, ciprés, estragón, hisopo, lavanda, apio de montaña, matricaria, tomillo.

Sedante del sistema simpático: angélica, naranja amarga, cayeputi, manzanilla, cilantro, lavanda, apio de montaña, mejorana.

Vasoconstrictora venosa: ciprés.

Vasodilatadora arterial: ajo, naranja amarga, zanahoria, lavanda, mejorana, perejil.

Vermífuga: ajo, bergamota, cayeputi, manzanilla, estragón, abrótano hembra, ajedrea, tomillo.

Efectos secundarios de las esencias

Cualquier medicamento, ya sea químico o de origen vegetal, puede producir efectos secundarios indeseables y ser nocivo, incluso tóxico, para el organismo. Las esencias y los aceites esenciales no escapan a esta regla, y pueden ocasionar efectos secundarios, directos o retardados, cuando son utilizados sin respetar las dosis aconsejadas: quemadura de las mucosas, modificación del estado del sistema simpático, reacciones alérgicas, etc. Incluso si han sido prescritas por una aromaterapeuta competente, a veces pueden provocar efectos indeseables en las personas especialmente sensibles.

PRINCIPALES EFECTOS
SECUNDARIOS DE LAS ESENCIAS

Abrótano hembra	Acción tóxica
Absenta (ajenjo)	Crisis de epilepsia
Ajedrea	Quemaduras en las mucosas
Ajo	Quemaduras en las mucosas
Albahaca	Acción estupefaciente
Angélica	Excitación seguida de depresión
Anís	Excitación seguida de depresión
Canela	Quemaduras en las mucosas
Cebolla	Quemaduras en las mucosas
Cilantro	Excitación seguida de depresión
Clavo	Quemaduras en las mucosas
Comino	Acción estupefaciente
Enebro	Soporífera, nefritis
Hinojo	Crisis de epilepsia
Hisopo	Crisis de epilepsia
Lavanda	Somnolencia, alergias
Macis	Irritante, estupefaciente
Manzanilla	Excitación seguida de depresión
Mejorana	Soporífera
Melisa	Acción soporífera
Menta	Excitación seguida de depresión
Naranja	Quemaduras en las mucosas
Orégano	Quemaduras en las mucosas
Perejil	Embriaguez
Romero	Problemas nerviosos, epilepsia
Salvia	Problemas nerviosos, epilepsia
Tomillo	Quemaduras en las mucosas
Trementina (de abeto, pino, etc.)	Alergias, irritación de la piel

Gracias a este cuadro, usted podrá identificar sus eventuales problemas e indicárselos a su médico para que los trate, reduciendo las dosis o cambiando de esencia. Pero no hay que preocuparse en exceso, ya que estos incidentes se producen muy raramente en la práctica médica corriente y suelen responder a la ingesta de una sobredosis por parte de alguien que se automedica, como lo prueba la anécdota siguiente: una persona leyó en una revista que la esencia de ylang-ylang tenía propiedades afrodisíacas, se compró un frasco y se lo tomó todo. Tan sólo olvidó que esta esencia es eficaz con la dosis de una gota, mientras que el frasco que acababa de ingerir contenía 400. El resultado fue una hospitalización de urgencia seguida de un lavado de estómago.

Algunas direcciones útiles

Asociación Española de Médicos Naturistas
Apdo. de Correos, 6164
28080 Madrid
Tel. (91) 573 24 63

Asociación de Medicinas Complementarias
C/ Prado de Torrejón, 27
Pozuelo de Alarcón
28224 Madrid
Tel. (91) 351 21 11

Gremio de Herbolarios, Agricultores y Alimentación Dietética y Biológica de Cataluña
Rda. Universidad 6, entlo. 1.º
08007 Barcelona
Tel. (93) 412 14 45

www.ingramcontent.com/pod-product-compliance
Lightning Source LLC
Chambersburg PA
CBHW062100270326
41931CB00013B/3156